식단 없이
운동 없이
무조건 살 빠지는 다이어트

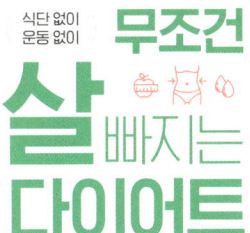

식단 없이 운동 없이
무조건 살 빠지는 다이어트

초판 1쇄 발행 2021년 3월 20일
초판 2쇄 발행 2021년 4월 10일

지은이 | 김미경
발행인 | 김태웅
편 집 | 김현아, 안현진, 이지혜
디자인 | ALL designgroup
마케팅 | 나재승
제 작 | 현대순

발행처 | (주)동양북스
등 록 | 제 2014-000055호
주 소 | 서울시 마포구 동교로22길 14(04030)
구입 문의 | 전화 (02) 337-1737 팩스 (02) 334-6624
내용 문의 | 전화 (02) 337-1763 이메일 dybooks2@gmail.com
ISBN 979-11-5768-692-6 13510
ⓒ김미경, 2021

• 본 책은 저작권법에 의해 보호를 받는 저작물이므로 무단 전재와 복제를 금합니다.
• 잘못된 책은 구입처에서 교환해드립니다.
• 도서출판 동양북스에서는 소중한 원고, 새로운 기획을 기다리고 있습니다.
  http://www.dongyangbooks.com

식단 없이
운동 없이

무조건 살 빠지는 다이어트

김미경(킴스헬스톡) 지음

동양북스

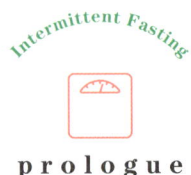

prologue

날씬해지려는 사람들은 많은데 왜인지 비만 인구는 점점 더 늘어만 가고 있습니다. 셀 수도 없이 많은 다이어트 방법들이 있지만 정작 다이어트에 성공하는 사람들은 그리 많지 않죠. 어쩌다 다이어트에 성공을 한다 해도 얼마 가지 않아 다시 살이 찌게 되는 경우가 대부분입니다.

"어떻게 해야 이 살들을 빼지?"

비만 자체를 질병으로 받아들이는 사회적 분위기가 확산되고, 세계보건기구WHO에서는 전세계적으로 늘어만 가는 비만을 신종 전염병으로까지 규정하고 있지만 비만은 좀처럼 해결될 기미를 보이지 않고 있습니다. 사는 동안 온갖 종류의 다이어트를 시도해 본 사람들조차 아직도 묻고 있죠. "어떻게 해야 이 살들을 빼지?"

"왜 살이 찔까?"

안 먹기 위해 참고 또 참아서 살을 뺀다고 먹고 싶은 욕구마저 사라지지는 않습니다. 식욕을 무조건 참는 건 물속에서 숨을 참는 것과 다르지 않습니다. 언젠가는 물 위로 튀어 올라올 수밖에 없죠. 이런 방법으로는 체중 감량이 일어난다 해도 일시적인 현상으로 그칠 뿐입니다. 근본적인 원인이 해결되지 않으면 비만은 해결될 수 없습니다. 따라서 "어떻게 빼지?"에 앞서 "왜 살이 찔까?"에 관심을 가져야 합니다.

식습관을 바꾸지 못하면 식습관이 나를 바꿉니다

식습관을 바꾸는 일이 쉽지는 않습니다. 하지만 내가 바꾸지 않으면 아무것도 바뀌지 않죠. 지금 시작하지 않으면 평생을 다이어트에 끌려다녀야 할지도 모릅니다. 길고 긴 계단을 오를 때는 내 발끝만 내려다보며 오르게 됩니다. 먼 끝을 바라보기보다 내 발끝만을 보며 한 계단 한 계단 세면서 오르다 보면 어느 순간 '아, 끝이네!' 하는 순간이 오죠. 하루하루의 작은 시도들이 모이면 결국 큰 변화를 이루어 냅니다.

왜 살을 빼고 싶으신가요?

비교당하는 걸 죽기보다 싫어하지만 우리는 끊임없이 남과 비교합니다. 다른 사람과 비교하지 마세요. 나의 비교 대상은 다른 사람이 아닌 바로 나 자신입니다. 어제의 나만 이기면 됩니다. 어제의 나보다 조금만 더 잘하면 되는 거죠. 어제 세 잔씩 마시던 믹스커피, 오늘은 두 잔으로 줄여 볼 수 있겠죠. 지난주에 라면을 네 번 먹었다면 이번 주에는 두세 번으로 줄여 보는 겁니다. 어제보다 또는 지난주보다 조금이라도 더 나아진 것이 있다면 내가 변화하고 있다는 증거이죠. 그러다 보면 멀지 않은 어느 날, 내가 바라던 모습의 내가 거울 앞에서 나를 보며 활짝 웃고 있을 거예요.

이 책은 비만에 대한 올바른 인식과 건강한 식습관 형성에 도움이 되고자 비만의 근본적 원인 해결에 실질적으로 도움이 될 수 있는 다이어트 방법과 관련 팁들을 중점적으로 소개하고 있습니다. 개인의 다이어트 경험보다는 과학적인 연구 논문들로 뒷받침되는, 신뢰할 수 있는 다이어트 정보를 전달하고자 힘썼습니다.

다이어트 책을 읽었다고 날씬해지지는 않습니다. 행동이 뒤따르지 않는 지식이나 정보는 내 것이 될 수 없으니까요. 행동하는 사람이 성공한다고 하죠. 이 책에서 단 한 가지만이라도 자신이 할 수 있는 것을 찾아서 지금 바로 행동으로 옮겨 보시기 바랍니다.

저자 김미경

유튜브 킴스헬스톡 채널 구독자들의 생생한 후기

하**
갱년기로 절대로 안 빠질 것 같던 살이 킴스헬스톡을 보고 간헐적 단식으로 힘들지 않게 5Kg 감량해서 30년 전 옷을 입게 되었습니다. 위도 좋아지고 피부와 살결도 좋아지고 무엇보다 생활에 자신감과 활력이 생겨 즐겁습니다. 감사 또 감사드립니다.

김**
첫째 출산 후 몸무게가 빠지지 않던 제가 선생님의 채널을 보며 동기를 얻었고 코로나 때문에 다들 확찐자가 되어가고 있을 때 전 16kg을 감량했네요. 덕분에 생리도 규칙적으로 돌아오게 되어 둘째도 계획하고 있습니다. 쌤 고맙습니다. 항상 건강하셔서 좋은 정보 부탁드립니다~

g***** s**
박사님 감사합니다. 1년 전 우연히 박사님 영상을 구독하고, 저 역시 72kg에서 지금은 60kg을 유지하고 있습니다. 오히려 건강해진 제 모습을 지켜본 남편께서도 박사님의 영상으로 3달 만에 5kg 감량하시며, 감사해 합니다. 늘 시청하고 좋아요만 눌렀는데, 오늘 용기내어서 감사 인사를 꼭 드리고 싶었습니다. 참고로 저는 64세이며, 박사님의 간헐적 단식으로 성인병 전혀 없이, 50대 때보다 더 건강해졌습니다. 남편과 함께요. 박사님! 유익한 영상 진심으로 감사드립니다.

D***** K**
작년 12월 중순부터 선생님 영상 보면서 16:8 단식을 하고 93kg에서 6월초에 73kg으로 20kg 감량해서 지금은 이틀에 한 번 저녁은 먹고 싶은 거 먹으면서 73~75kg에 맞추고 있습니다. 선생님 영상이 많은 도움 되었습니다. 늘 유익한 정보 감사합니다.

서**

안녕하세요. 저는 정확히 5월 10일 63.3kg에서 지금은 55kg입니다. 우연히 YouTube로 선생님의 말씀을 듣고 시작했는데 좋은 결과를 내서 요즘 행복한 생활을 하고 있어요. 너무 감사합니다. 아직은 진행 중이고 유지를 잘할 수 있을지 모르겠지만 열심히 해 보고 다시 댓글 올리겠습니다. 너무 쉽고 편한 다이어트 방법이었어요. 저도 오래 전 약도 먹어 보고 정말 많은 다이어트를 했는데 이번만큼 즐겁고 행복하고 잘 먹으면서 한 다이어트는 없었던 것 같습니다. 선생님 너무 감사해요.

찌*

저도 큰 도움을 받아서 어디에 감사 인사를 전해야 할지 고민했는데 여기다가 남길게요. 여러 정보들로 갈팡질팡하던 차에 박사님의 영상이 진짜 큰 힘이 되었습니다. 6개월 만에 39kg을 빼고 지금은 유지어터 대열에 끼었습니다. 빅사이즈 중에서도 입을 옷이 많지 않은 저였는데 이제는 마른 55사이즈가 되었네요. 저에게 든든한 지원군이 되어 주셨어요. 너무 감사해요.

황**

안녕하세요. 전 지난 9월 추석 연휴 때 우연히 박사님 유튜브를 접하며 9월 한 달간 6kg 감량에 이어 2달간 13kg을 감량하였습니다. 특히 당뇨가 크게 개선되었고요. 80kg에서 67kg으로 감량한 뒤 유지하고 있습니다.

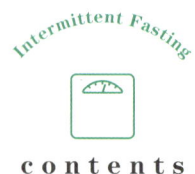

contents

Prologue — 4

유튜브 킴스헬스톡 채널 구독자들의 생생한 후기 — 8

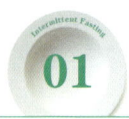

01 더이상 실패하고 싶지 않아

01 내 몸, 그동안 미안했어 — 17

02 다이어트에 계속 실패하는 이유 — 19

첫 번째, 비만에 대한 이해 부족 | 두 번째, 비현실적인 감량 목표 | 세 번째, 빠르고 확실한 다이어트 선호 | 네 번째, 먹어서 뺄 수만 있다면: 믿고 싶은 다이어트 보조제 효과 | 다섯 번째, 반복되는 다이어트

03 실패해도 다이어트에 매달릴 수밖에 없는 이유 — 26

Box 1. 나의 비만도는?

04 식욕과 배고픔을 다스리자 — 29

늘 배고픈 이유, 식욕일까 병일까? | 가짜 배고픔에 속지 말자!

05 체중보다는 사이즈 — 34

체중계, 너를 믿어도 되겠니? | 체중은 꼼짝 안 해도 사이즈는 준다고? | 연예인 몸무게에 목매지 말자!

06 살 빠지는 속도와 순서 알기 — 39

급 감량하면 바로 다시 찌는 이유 | 부작용 없는 체중 감량 속도 | 원하는 부위만 살 빼기, 가능할까? | 살 빠지는 순서 | 남자는 배, 여자는 허벅지와 엉덩이

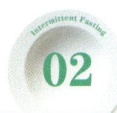 **굶어도 안 빠지는 살, 어떻게 뺄까?**

01 살 빠지는 시크릿 '호르몬' ― 48

비만 호르몬 인슐린 | 살 빠지는 호르몬 글루카곤 | 스트레스 호르몬 코티솔 | 식욕 억제 호르몬 렙틴 | 식욕 자극 호르몬 그렐린 | Box 2. 혹시 나도 인슐린 저항성? 자가진단

02 감량의 열쇠는 '공복'에 있다 ― 56

꼬르륵~ 지방 연소가 시작되었습니다! | 공복에 일어나는 자가포식과 힐링

03 간헐적 단식이 답이다: 비만 잡는 간헐적 단식 ― 59

간헐적 단식이란 | 간헐적 단식이 다이어트에 효과적인 이유 | 간헐적 단식의 종류 | 공복 시간, 이렇게 늘려 보세요!

04 간헐적 단식으로 체중 감량에 성공하려면 ― 69

이것만은 꼭 기억하자! | 간헐적 단식을 해서는 안 되는 사람들도 있어요

05 간헐적 단식도 굶는 다이어트 아닌가요? ― 72

간헐적 단식이 굶는 다이어트가 아닌 이유 | 간헐적 단식도 이렇게 하면 굶는 다이어트!

06 간헐적 단식 vs. 칼로리 제한 다이어트 ― 74

07 간헐적 단식과 함께하면 체중 감량 효과 업! ― 76

저탄수화물 다이어트(low-carbohydrate diet) | 저탄고지 다이어트(low-carbohydrate high-fat diet, LCHF) | 케토제닉 다이어트(ketogenic diet) | 저탄수화물 다이어트 중 먹어야 할 음식, 먹지 말아야 할 음식 | 저탄수화물 다이어트 시 주의 사항

08 **아는 만큼 빠진다! 간헐적 단식, 알면 어렵지 않아** — 82

배고픔과 식욕 다스리기 | 공복 운동이 체중 감량에 효과적인 이유 | 식후 혈당 잡고 살 빼주는 식후 걷기 | 잘 자면 잘 빠진다 | 아침과 저녁, 다이어트에 더 효과적인 때는? | 먹는 순서만 바꿔도 식후 혈당이 개선된다? | Box 3. 이거 먹으면 단식 깨나요? | 보식: 단식 직후엔 이렇게 드세요 | 단식 중 저혈당, 알고 대처하기

09 **도대체 뭘 믿어야 해? 간헐적 단식 바로 알기** — 97

단식하면 폭식한다? | 간헐적 단식하면 뭐든지 양껏 먹어도 될까? | 아침 안 먹으면 살찐다고? | 먹는 횟수: 살을 빼려면 조금씩 자주 먹어야 한다? | 다이어트의 적은 탄수화물? 지방?

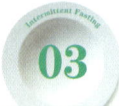 03 다시 찌고 싶지 않아: 무엇을 어떻게 먹지?

01 **내가 먹는 것들이 내가 된다** — 110

02 **무엇을 어떻게 먹어야 할까?** — 112

탄수화물 | Box 4. 식이 섬유, 정말 살이 빠질까? | 단백질 | 지방 | Box 5. 저지방 식품에 속지 마세요!

03 **당지수 확인하고 살 안 찌게 골라 먹자** — 128

당지수(GI)란 | 당지수가 낮으면 살 안 찌는 이유 | 당지수(GI) 확인하고 살 안 찌게 골라 먹자

04 살 빠지는 음료 ─ **133**

식초물 | 시나몬물 | 생강레몬물 & 생강레몬차

05 살 빠지는 조리법 ─ **147**

06 나에게 꼭 맞는 다이어트 맞춤 처방 ─ **152**

과식 후 급 처방 | 명절 다이어트, 요령껏 먹기 | 마인드풀 이팅(mindful eating)으로 더 배부르게 | 오늘만 기다렸다, 치팅데이 – 똑똑하게 치팅하기 | 설탕: 스윗하지만 멀어져야 해 | Box 6. 설탕을 대체할 수 있는 천연 감미료 | 정체기 극복하기: 왜 안 빠지지?

07 감량한 체중 유지: 다시 찌고 싶지 않아 ─ **170**

다이어트 유지는 왜 어려울까? | 어떻게 유지할까? | 식습관과 생활 습관의 변화가 답이다 | 감량된 체중을 유지하기 위한 팁

08 다시 찌지 않으려면 ─ **176**

Box 7. 다이어트 부작용: 이럴 땐 이렇게

부록

킴스헬스톡 구독자들이 실제로 궁금해 했던 질문들 Q&A ─ **182**

참고문헌 ─ **190**

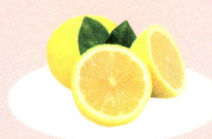

01 내 몸, 그동안 미안했어

02 다이어트에 계속 실패하는 이유

03 실패해도 다이어트에 매달릴 수밖에 없는 이유

04 식욕과 배고픔을 다스리자

05 체중보다는 사이즈

06 살 빠지는 속도와 순서 알기

더이상
실패하고 싶지 않아

Intermittent Fasting

01

Intermittent Fasting

내 몸,
그동안 미안했어

01

어느 해인가 신년 뉴스로 직장인들 80%가 안전한 다이어트보다 빠르고 확실한 다이어트를 선호한다는 기사를 본 적이 있습니다. 구두 한 켤레를 살 때도 색이며 재질이며, 바느질은 꼼꼼한지, 버클은 단단하게 붙어 있는지, 신어서 편한지, 또, 내 옷들과는 잘 어울릴지, 이런 저런 것들을 세심히 살펴보고 따져보게 되죠. 하물며 구두 한 켤레를 살 때도 이렇게 신중한 우리인데, 왜인지 다이어트에 관해서라면 살 빼는 것 외에는 아무 것도 묻지도 따지지도 않습니다. 살만 뺄 수 있다면 내 몸은 어떻게 되어도 안중에 없는 듯합니다.

빨리 날씬해지고 싶은 마음은 이해가 되지만, 이런 다이어트는 마치 건강을 주고 날씬한 몸을 사려는 것과 다를 바가 없죠. 우리는 도대체 우리 몸에게 무슨 짓을 하고 있는 걸까요?

우리 몸은 아무리 힘들어도 바로 티를 내지 않습니다. 인내력이 강해서 웬만해서는 묵묵히 참고 견디는 편이죠. 가끔 힘들다는 신호를 보내 오기도 하지만 우리는 대부분 그 신호를 알아차리지도 못합니다. 설사 알아차려도 '지금까지 괜찮았는데 무슨 일이 있겠어?' 하며 무시해 버리곤 하죠. 그런데요, 평소 이렇게 잘 참아 주는 몸이기 때문에 한번 망가지면 그때는 다시 돌이키기가 쉽지 않을 수도 있습니다.

수십 년을 함께 살고 한시도 떨어져 본 적이 없는 내 몸이지만 나는 내 몸을 내 스마트폰보다도 잘 모릅니다. 돈을 주고 산 몸이 아니라서 그런 걸까요? 하지만 그 어떤 좋은 집도, 비싼 차도 내 몸보다 더 소중하지는 않죠. 이런 나를 묵묵히 견뎌 주는 내 몸에 그저 미안하고 고마울 뿐입니다.

지금부터라도 몸에 관심을 가져야겠습니다. 몸의 소리에 귀를 기울여 보세요. 내 몸과 나는 한 팀이고, 몸이 협조하지 않으면 결국 다이어트에 성공할 수 없습니다. 지금껏 실패만 하는 다이어트를 했다면 그건 내 몸이 빠진 다이어트를 했기 때문이죠. 다이어트, 몸에 맞추셔야 해요. 내 몸이 기준이 되어야 합니다.

다이어트에 계속 실패하는 이유

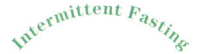

✦ 첫 번째 비만에 대한 이해 부족

  우리가 번번이 다이어트에 실패하는 이유는 무엇보다도 '비만'에 대한 이해가 부족하기 때문입니다. 같은 칼로리를 먹어도 설탕 100칼로리와 토마토 100칼로리는 같지 않죠. 칼로리는 같아도 무엇을 먹느냐에 따라 살이 더 찌기도, 덜 찌기도 하니까요. 다이어트, 칼로리가 다가 아니기 때문입니다.

  '섭취 칼로리가 소비 칼로리보다 많으면 살이 찐다' 또는 '적게 먹고 더 많이 움직여라 칼로리 인, 칼로리 아웃, calories in, calories out'는 언제부터인지 다이어트 모범 답안으로 우리 머릿 속 깊이 각인되어 있습니다. 하지만 이 반쪽짜리 모범 답안은 매번 우리에게 다이어트 실패라는 좌절을 선사했고 그때마다 우리는 스스로를 의지박약이라고 자책하곤 했죠. 만약 우리가 믿었던 것처럼 이 모범 답안이 올바른 해결책이었다면 비만이 완전히 해결되지는 못했어도 줄어들고는 있어야 설득력이 있지 않을까요?

우리가 다이어트에 성공할 수 없었던 이유는 바로 칼로리에만 급급한 다이어트를 했기 때문입니다. 비만을 해결하기 위해서는 비만의 원인부터 알아야만 합니다. 왜 배가 불러도 더 먹게 되는지, 왜 힘들게 먹는 걸 줄여도 살이 안 빠지는지, 이런 원인부터 알고 바로 잡아야 비만이 근본적으로 해결될 수 있는 거죠. 원인은 무시한 채로 '칼로리'에만 초점을 맞추고 무작정 먹는 걸 줄이려고만 했습니다. 이것마저도 개인의 의지로만 해결하려는 일차원적인 다이어트를 했기 때문에 실패로 끝이 날 수밖에 없었던 거죠.

이런저런 다이어트를 해도 살이 잘 빠지지 않는다면 분명 그 원인은 따로 있을 거예요. 예로, 인슐린 저항성 54페이지 참고이 있으면 아무리 먹는 양을 줄여도 지방 연소가 쉽게 일어나지 않습니다.[1] 오히려 에너지 대사율만 떨어지는 역효과가 있을 뿐이죠. 이런 상황에서는 어떤 다이어트를 해도 성공하기 어렵습니다. 그리고 이것은 내 노력과 의지와는 무관하죠. 내 다이어트의 발목을 잡고 있는 인슐린 저항성이 먼저 해결되어야 어렵게 하는 다이어트의 효과도 볼 수 있습니다.

비만의 원인은 매우 다양합니다. 대사 장애가 있으면 어떤 다이어트를 해도 효과를 보기는 어렵죠. 설탕 중독, 정제 탄수화물 중독이라면 늘 배가 고프고 식욕 조절이 불가능합니다. 신체 활동량, 운동량은 부족한데 간식과 야식 먹는 습관까지 있다면, 이런 생활 습관이 개선되지 않는 한 살은 더 찔 수밖에 없습니다. 또 수면 부족과 만성 스트레스도 비만의 주요 원인이죠. 잠을 제대로 못 자고 스트레스에 시달리게 되면 더 먹게 된다는 건 연구 결과로도 확인된 사실입니다.

무엇보다도 먼저 내가 살찌는 원인을 찾아 보세요. 비만의 근본적인 원인을 아는 것이 다이어트 성공의 첫걸음입니다.

✦ 두 번째 **비현실적인 감량 목표**

성취하고자 하는 구체적인 목표가 있으면 동기 부여가 됩니다. 목표를 이루는 데 적지 않은 도움이 되죠. 이처럼 다이어트도 원하는 목표 체중을 정하는 것만으로도 탄력을 받게 됩니다. 하지만 다이어트 초기에는 넘치는 의욕으로 본의 아니게 다소 무리한 욕심도 부리게 되는데요, 만약 본인이 세운 목표 체중이 스스로에게조차도 현실성이 없다고 느껴진다면 다이어트에는 오히려 불리하게 작용할 수 있습니다.

실제로 다수의 다이어트 프로그램들을 분석한 결과를 봐도, 체중 감량 목표치가 지나치게 높았던 다이어터들일수록 그렇지 않았던 이들에 비해 다이어트를 끝까지 마치지 못하고 중간에 포기하는 확률이 더 높았던 것으로 확인되었습니다.[2]

시간이 지날수록 처음에 세운 목표 체중이 '해낼 수 있을까' 하는 불안감으로 다가온다면 그 목표는 손볼 필요가 있겠습니다. 실현 가능성이 희박한 목표로 성공을 이끌어내기란 쉽지 않을테니까요.

✦ 세 번째 빠르고 확실한 다이어트 선호

'빠르고 확실한 감량 효과', 빨리 날씬해지고 싶은 조급함에 찾게 되는 다이어트 방법입니다. 대부분의 다이어트가 단기 급감량 효과를 강조하는 것 역시 사람들의 이런 성향을 너무나 잘 알고 있기 때문이죠. 물론 다이어트 기간이 길지 않기 때문에 한동안 독한 마음으로 정해진 규칙들을 따르기만 하면, 짧은 시간 안에라도 만족할 만한 감량을 이룰 수도 있습니다. 하지만 딱 거기까지죠. 감량에 성공한 이후에도 감량된 체중을 유지하기 위해서는 결코 만만치 않은 도전들에 직면하게 되지만 이 과정은 어느 누구도 책임져 주지 않습니다.

빠르고 확실한 다이어트의 문제점

지속의 어려움

살은 빠졌지만 계속 이렇게 조금 먹고는 버틸 수가 없습니다. 그렇다고 더 먹자니 살이 다시 찔 것 같고, 이러지도 저러지도 못하는 난처한 상황에 놓이게 됩니다.

살이 빠지지 않는 몸으로 변한다!

단기간의 확실한 감량을 목표로 섭취량을 극도로 제한하면 몸은 위기 상황으로 받아들입니다. 몸은 생존을 위해 기초대사량을 떨어뜨리고 에너지대사율을 줄여 버리는 방법으로 다이어트에 저항합니다. 결과는 적게 먹어도 살이 빠지지 않는 몸이 된다는 거죠.

요요를 피해가기 어려워요!

지나치게 억눌린 식욕은 어느 한순간에 폭발하게 되어 있죠. 과도한 칼로리 제한 다이어트의 예견된 결말이 바로 '요요'입니다.

다이어트 부작용

탈모, 생리불순, 근육 손실, 면역 기능 저하 등은 빠르고 확실한 다이어트에 동반되는 반갑지 않은 부작용들입니다.

실제로 다이어트에 성공한 사람들 대부분이 1년 안에 빠졌던 체중의 절반이 다시 돌아오고, 3~5년 안에 빠졌던 체중 거의 모두가 되돌아오는 경험을 하게 된다고 합니다.[3, 4] 빠르고 확실한 체중 감량법이라고 하면 귀가 솔깃하죠. 하지만 바로 이런 방법을 선택했기 때문에 번번이 다이어트가 실패로 끝이 날 수밖에 없었습니다.

✦ **네 번째 먹어서 뺄 수만 있다면:**
  믿고 싶은 다이어트 보조제 효과

먹는 걸 포기할 수 없는 우리는 무언가를 먹어 주는 것만으로도 살이 저절로 빠진다는 다이어트 보조제의 매직을 믿고만 싶습니다. 그 효과에 대해 의심을 안 해 본 것은 아니지만 힘들지 않게 살을 빼고 싶다 보니 그 유혹을 뿌리치기란 더욱 쉽지 않습니다.

이런 우리의 성향은 누군가에게는 엄청난 돈벌이의 기회가 되죠. 다양하고 방대한 다이어트 산업의 특성상 국내 다이어트 산업의 규모를 정확히 알 수는 없지만, 국내 다이어트 산업의 규모는 대략 10조 원가량일 것으로 추정됩니다.[5] 다이어트 산업은 현재도 빠른 속도로 성장하고 있으며 이런 추세는 앞으로도 계속 이어질 것이라 전망됩니다.

한편 다이어트 산업이 이런 엄청난 성장 가도를 달리는 것과는 달리 우리 주변에 비만 인구의 수는 점점 더 늘어만 가고 있습니다. 믿기 어렵지만 '2018 국민건강통계'에 의하면 우리나라 성인 3명 중 1명이 비만이라고 합니다.[6] 특히, 남성 만 30세 이상의 경우는 더욱 심각해서 거의 2명 중 1명이 비만인 실정이고요. 값비싼 다이어트 보조제를 열심히 사서 먹고는 있지만 정작 그 효과를 제대로 보지는 못하는 모양입니다.

다이어트 보조제는 말 그대로 보조제일 뿐이죠. 도움 정도는 받을 수 있어도 다이어트 보조제가 비만을 해결해 주지는 못합니다. 다이어트 보조제에 기대하고 의지하는 마음이 클수록 다이어트는 성공으로부터 멀어질 뿐이죠. 우리의 지갑도 점점 얇아질 뿐입니다. 안타깝지만 알약 하나의 다이어트 매직은 아직 없습니다.

✦ 다섯 번째 반복되는 다이어트

빈번한 다이어트가 오히려 사람들을 더 뚱뚱하게 만든다고 합니다. 다이어트를 시도한 횟수가 많은 사람일수록 오히려 비만이 될 확률이 더 높다는 거죠.

청소년 약 15,000명을 4년간 추적 조사한 결과로 확인된 내용입니다. 체중에 상관없이, 다이어트를 자주 시도한 청소년들은 그렇지 않은 청소년들에 비해 성장하면서 비만이 될 확률이 약 2배 더 높았던 것으로 나타났습니다.[7]

핀란드에서도 비슷한 연구 결과를 찾아볼 수 있는데요. 약 2,000쌍의 쌍둥이들을 25년 동안 추적 조사한 결과, 쌍둥이라 할지라도 다이어트 경험이 많은 한 쪽이 그렇지 않은 다른 한 쪽에 비해 비만이 될 가능성은 역시 2배가 더 높았습니다.[8] 이는 유전적 요인보다도 빈번한 다이어트 자체가 비만의 원인이 될 수 있다는 것을 보여주고 있습니다.

속전속결의 다이어트로 실패가 반복되다 보면 체중은 오히려 다이어트 시작 전보다도 더 늘어나 있는 경우를 종종 보게 됩니다. 체중 감량에만 급급한 다이어트는 인위적이어서 인체의 자연스런 흐름을 흔들어 놓기 때문인데요. 그 결과로 나타나는 것이 대표적으로 호르몬의 불균형, 대사 장애입니다. 비만의 주요 원인들이죠. 다이어트 방법이 올바르지 못하면 오히려 하지 않느니만 못한 결과를 초래할 수도 있습니다.

실패해도 다이어트에
매달릴 수밖에 없는 이유

보건복지부의 최근 자료에 따르면, 우리나라 여성 만 30세 이상의 비만 유병률은 약 28%입니다.⁶ 하지만 약 91%의 여성들이 스스로를 비만이라고 생각한다고 합니다. 즉, 10명 중 1명만이 스스로를 비만이 아니라고 생각한다는 거죠. 어쩌다가 우리는 스스로를 뚱뚱하다고 생각하는 병에 걸리게 된 걸까요?

대중 매체에서 볼 수 있는 여성 연예인들과 모델들, 이들의 비현실적인 신체 사이즈는 모두의 워너비 wannabe: 그렇게 되고 싶은 사이즈가 되었습니다. 외모를 중시하는 사회에서 이들의 몸매는 마치 여성들의 이상적인 몸매인 양 부각되었고, 많은 여성들이 이들의 비현실적인 신체 사이즈를 동경하며 그렇게 되고자 '미용' 다이어트라는 것을 합니다.

그러나 연예인들의 프로필에 나와 있는 신체 사이즈는 그들에게조차도 현실적이지 않아서 조작되는 경우가 종종 발견되기도 합니다.

사진 속 이들의 몸매는 대부분 포토샵의 도움으로 현실적이지 않게 다듬어진 것들이죠. 이런 사실을 모르는 것은 아니지만 우리는 이들의 비현실적인 신체 사이즈에 상대적 박탈감을 느끼기도 하고 급기야 그 기준에 몸을 끼어 맞추려 혹독한 다이어트를 감행하기도 합니다.

안타깝게도 이런 모습을 보고 자란 우리 아이들은 유치원 때부터 날씬해지고 싶다는 욕망에 사로잡히게 된다고 합니다. 한 연구에 의하면 정상 체중에 미치지도 못하는 6~8세의 여자 아이들 절반 이상이 스스로를 뚱뚱하다고 생각한다고 해요.[9]

이 아이들이 지니게 된 신체에 대한 그릇된 인식은 대부분 이들의 엄마들로부터 온 것이라고 합니다.[10] 엄마가 가진 자신의 몸에 대한 불만족과 다이어트에 대한 지나친 집착이 아이에게까지 전달되어 이런 영향을 미치게 되었다는 거죠.

비만이라는 질병은 우리의 몸 건강만을 위협하는 것 같지는 않습니다. 날씬함이 미덕이 되어 버린 오늘, 우리의 정신 건강은 몸 건강 못지 않게 비만으로 인해 위협받고 있죠. 이 사회의 미적 기준으로 볼 때 거울에 비친 내 몸은 전혀 만족스럽지가 않습니다. 변신을 꿈꾸며 체중에 집착하다 보니 더 강도 높은 다이어트로 몸을 압박하게 됩니다. 이렇게 마음만 앞선 다이어트로 몸과 마음은 어긋나게 되었고, 몸이 잊혀진 다이어트를 하게 되었습니다.

나의 비만도는?

비만도를 측정하기 위해 체질량지수 Body Mass Index, BMI를 이용할 수 있습니다. 비만은 간단하게 지방이 체내에 과도하게 축적된 상태를 의미하므로 체지방량을 계산해서 비만도를 확인하는 방법입니다. 체질량지수는 체중 kg을 키 m의 제곱으로 나눈 값입니다.

$$체질량지수(BMI) = 체중(kg) \div (키(m) \times 키(m))$$

일반적으로, 체질량지수 18.5 이하이면 저체중, 20~22.9는 정상, 그리고 23 이상이면 비만으로 분류됩니다.

체질량지수 BMI 비만도 기준

분류	저체중	정상	비만전단계	1단계비만	2단계비만	3단계비만
BMI(kg/m²)	< 18.5	18.5 ~ 22.9	23 ~ 24.9	25 ~ 29.9	30 ~ 34.9	≥ 35

출처: 대한비만학회 '비만 진료지침 2018'

체질량지수는 비만도 측정에 가장 널리 사용되고 있는 방법입니다. 하지만 근래에 들어 적지 않은 단점이 지적되고 있는데요. 대표적인 문제점으로는, 체중과 신장만으로 체지방량을 측정하기 때문에 근육이 많은 경우, 근육의 무게로 사실과는 다르게 비만으로 분류될 수 있다는 것입니다. 또, 복부비만이 심각해도 체중만 정상 범위를 넘지 않으면 정상으로 나온다는 거죠. 이러한 단점을 보완하기 위한 방법으로 제안된 것이, 체질량지수와 복부비만도를 함께 고려하여 비만도를 측정하는 것입니다.[11]

한국인 복부 비만도 기준

	남성	여성
허리둘레	90cm (35.4 inch) 이상	85cm (33.5 inch) 이상

출처: 대한비만학회 '비만 진료지침 2018'

이제 비만의 기준은 체질량지수가 남녀 구분 없이 25 이상이면서 허리둘레 남성 90cm 이상, 여성 85cm 이상입니다.

허리둘레가 중요한 이유: 복부비만은 과체중보다도 건강에 더 큰 위협이 됩니다. 내장에 과다하게 축적된 지방은 당뇨, 고혈압, 고지혈증, 심혈관계질환 등 각종 대사성 질환의 위험을 증가시키는 주요인이기 때문입니다.[12]

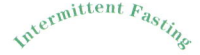

식욕과 배고픔을 다스리자

✦ 늘 배고픈 이유, 식욕일까 병일까?

시도 때도 없이 배가 고프고 먹어도 그때뿐 돌아서면 다시 허기가 지는 이 끝없는 배고픔은 식욕일까요, 병일까요? 통제되지 않는 식욕과 지속적인 허기로 괴롭다면 그 원인부터 찾아봐야 합니다.

갑상선 기능 항진증

근래 들어 식욕이 부쩍 늘고, 먹어도 그때뿐 바로 또 허기를 느낀다면, 무엇보다도 갑상선에 문제가 있는 건 아닌지 살펴볼 필요가 있겠습니다. 갑상선에서는 몸의 신진대사를 조절하는 호르몬이 생성됩니다. 이 호르몬이 증가하면 대사율이 증가하고 식욕이 촉진되고 과할 경우 갑상선 기능 항진이 되기도 하죠.[13] 항상 피곤하고, 배가 고프고, 먹어도 체중이 줄고 또, 안절부절못하는 등 기분의 변화도 심하다면 갑상선 기능 항진증을 의심해 볼 필요가 있겠습니다.

당뇨

지속적인 허기는 당뇨의 전형적인 증상입니다.[14] 심한 갈증과 함께 심한 배고픔과 피로를 느끼고 소변이 잦아지고, 먹는 양과는 무관하게 체중이 감소합니다. 이런 증상들이 나타난다면 전문의의 진단을 받아 보세요.

과도한 스트레스

스트레스를 받을 때 분비되는 호르몬 코티솔cortisol은 식욕을 증가시킵니다.[15] 그래서 스트레스를 받으면 더 먹게 되는 거죠. 이때는 특별히, 달고 기름진 음식에 더 끌리게 되는데요, 한 연구에서도 스트레스에 지속적으로 노출된 여성들은 그렇지 않은 여성들에 비해 더 많이 먹고 달달한 음식을 선호하는 것으로 나타났습니다.[16] 평소보다 식욕 조절이 어렵고 허기가 잦다면 과도한 스트레스가 그 원인일 수 있습니다.

비만

비만 자체가 계속되는 배고픔의 원인일 수 있습니다.[17] 인체는 먹을 만큼 먹어서 포만감이 느껴지면 식욕을 억제하는 렙틴leptin이라는 호르몬을 분비합니다. 더이상 먹지 않아도 된다는 신호를 뇌로 보내 과식을 방지하게 돕는 거죠. 그런데 대부분 비만한 사람들의 뇌는 렙틴에 잘 반응하지 않는다는 특징이 있습니다. 배가 부른데도 뇌는 오히려 굶고 있다는 착각을 일으켜 식욕을 더 증가시키기도 하죠. 배가 불러도 더 먹게 되고, 아무리 먹어도 좀처럼 만족스럽지 않습니다. 이런 상태를 렙틴 저항성leptin resistance, 52페이지 참고이라고 합니다.

정제 탄수화물 중독

정제 탄수화물에 중독되면 식욕 통제가 어렵고 배고픔이 잦습니다. 정제 탄수화물은 소화 흡수가 빨라 먹은 양에 비해 포만감이 오래가지 않죠. 먹어도 그때뿐 다시 쉽게 허기를 느끼고 음식에 대한 갈망이 커집니다.[18] 정제 탄수화물의 과잉 섭취가 잦은 배고픔의 원인이라면 정제 탄수화물 섭취를 줄여야만 합니다. 대신 식욕을 낮추고 포만감이 오래가는 식이 섬유가 풍부한 채소류나 통곡물의 섭취량을 늘려 보세요. 그리고 식단에서 지방과 단백질의 비중을 늘리는 것도 효과적으로 식욕과 허기를 줄일 수 있는 방법입니다.

수면 부족

수면 부족과 불면증은 비만의 원인이기도 하죠. 잠이 부족할 경우, 식욕을 자극하는 호르몬 그렐린ghrelin의 수치가 증가해서 식탐이 늘게 됩니다. 한 연구에서도 보면, 하룻밤을 꼬박 새운 참가자들은 충분한 수면을 취한 다른 참가자들에 비해 다음 날 아침 더 심한 허기를 느꼈고 식사 때에는 음식에 보다 강한 집착을 보였다고 합니다.[19] 이들의 그렐린 수치 역시 충분한 수면을 취한 이들에 비해 더 높게 나타났죠. 늘 수면 시간이 부족하거나 잠을 자주 설친다면 내가 늘 배고픈 이유로 의심해 볼 수 있습니다.

✦ 가짜 배고픔에 속지 말자!

몸에 에너지가 부족하면 뇌는 '배고픔'이라는 신호를 보내고 우리는 음식을 통해 부족한 에너지를 보충합니다. 이렇게 몸에 에너지가 바닥나서 오는 배고픔을 '진짜 배고픔'이라고 부릅니다. 반면, 감정에서 또는, 학습으로 비롯된 배고픔도 있는데요, 이런 배고픔은 '가짜 배고픔'으로 구분됩니다. 예로, 배가 안 고픈데도 고기 굽는 냄새를 맡거나, TV에서 갓 구워 낸 따끈따끈한 피자를 보면 그것만으로도 입에 침이 고이고 식욕이 발동을 하죠. 경험으로 그 맛을 알고 있기 때문입니다. 급기야 배가 고파지기까지 하죠. 이것이 바로 '학습된 현상'에서 비롯된 가짜 배고픔입니다. 다행히도 이 둘의 차이는 분명해서 가려내는 것이 그렇게 어렵지는 않습니다.[20]

갑자기 배가 고프고 충동적으로 피자, 떡볶이, 순대, 치맥 등과 같은 특정 음식이 먹고 싶다면, 가짜 배고픔을 의심해 볼 수 있습니다. 반대로 진짜 배고픔은 서서히 밀려오죠. 특정 음식이 먹고 싶다기보다는 배가 고파서 뭐든 먹어야겠다는 생각이 들고요. 가짜 배고픔은 배가 불러도 먹는 걸 멈추는 것이 쉽지 않은 반면, 진짜 배고픔은 먹을 만큼 먹고 나면 자연스럽게 먹는 것을 멈추게 됩니다. 또 가짜 배고픔은 진짜 배고픔과는 다르게 먹고 나서 만족감보다는 후회나 죄책감 또는 수치심까지도 느끼게 된다는 특징이 있습니다. 이렇게 서로 다른 배고픔의 속성을 잘 알고 있으면 가짜 배고픔에 속지 않을 수 있겠죠.

진짜 배고픔	가짜 배고픔
배고픔이 서서히 온다.	갑자기 충동적으로 배가 고프다.
배가 고파서 뭐든 먹고 싶다.	특정 음식이 먹고 싶다.
먹을 만큼 먹으면 포만감을 느끼고 먹는 걸 멈출 수 있다.	배가 불러도 먹는 걸 멈추기 어렵다.
먹고 난 후 나쁜 기분이 들지 않는다.	먹고 나서 후회, 죄책감 또는 수치심을 느낀다.

출처: www.mayoclinichealthsystem.org/

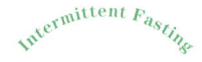

체중보다는 사이즈

✦ 체중계, 너를 믿어도 되겠니?

 다이어터들의 최대 관심사는 몸무게입니다. 체중 1, 2kg이 우리를 웃게도 울게도 만들죠. 하지만 아무리 정확한 체중계라 할지라도 하루 2~3kg까지 실제 체중과 차이가 날 수도 있다는 사실, 알고 계셨나요?

 체중계의 성능 때문이 아닙니다. 몸무게는 그때그때 다른 여러 가지 요소들에 의해서 영향을 받기 때문이죠. 예를 들어, 미처 배설되지 못한 음식물이 체내에 남아 있다면 그 무게는 당연히 몸무게에 포함이 되겠죠. 참고로 음식이 배설되기까지는 개인 차가 있어서 약 2~5일 정도 걸린다고 합니다. 체내 수분의 양 역시 체중 변화의 요인 중에 하나일 수 있고요. 또, 대부분의 여성들은 생리 전 체중 증가를 경험하게 되는데요. 이것은 에스트로겐estrogen 과 프로게스테론

progesterone 같은 여성호르몬의 변화가 부종을 일으키기 때문입니다.[21]

이외에도 당일의 소금 섭취량이나, 변비 또는 운동 여부, 온도의 변화까지, 크든 작든 체중에 영향을 미치는 요인들은 다양합니다.

그러므로 몸무게는 측정하는 시점에 따라 어느 정도는 차이가 날 수밖에 없는거죠. 그 차이가 아주 심하지 않다면 이것은 지극히 정상입니다.

올바른 체중 측정 방법은 매일 같은 시간, 같은 조건에서 재는 것이죠. 매일 아침 일어나면 화장실에 다녀와서 공복인 상태로 체중을 측정하는 습관을 만들어 보세요.

✦ 체중은 꼼짝 안 해도 사이즈는 준다고?

몸무게는 요지부동이어도 몸의 사이즈에는 변화가 있을 수 있습니다. 체중은 그대로인데 몸에 꼭 끼던 블라우스가 다소 여유로워졌다거나 타이트하던 벨트가 좀 느슨해진 경우죠. 몸무게에만 집착하는 다이어트를 하다 보니 체중계의 숫자가 멈췄다고 정체기라는 성급한 판단을 내리기도 합니다. 사실, 몸은 그 다음 단계를 위해 열심히 준비 작업을 하고 있는지도 모르는데 말이죠.

체중 변화 없이도 슬림해지는 효과를 볼 수 있습니다. 다이어트로 빠져나간 체지방이 근육으로 대체되는 경우가 그렇습니다. 근육이 지방에 비해 밀도가 더 높기 때문인데요. 근육 1리터는 1.1kg인 반면,

지방 1리터는 0.9kg이죠.[22] 근육과 지방이 같은 무게일 경우, 근육의 부피가 지방에 비해 상대적으로 더 작다는 것을 알 수 있습니다. 근육으로 다져진 몸을 가지고 있는 사람들이 몸무게에 비해 더 날씬하고 단단해 보이는 이유, 바로 그래서인 거죠.

	근육	지방
1리터	1.1kg	0.9kg

몸무게와 상관없이 꼭 끼던 청바지가 헐거워진 느낌만으로도 다이어트가 즐거워집니다. 체중 1kg 감량보다는 허리 사이즈 1인치 주는 것이 건강에도, 옷맵시에도 훨씬 도움이 되죠. 아침에 일어나 공복 상태일 때 허리둘레를 측정해 기록해 보기 바랍니다. 한 달에 한 번 속옷 차림으로 거울 앞에 서서 거울 속 내 모습을 사진으로 찍어 비교해 보는 것도 몸매의 변화를 확인할 수 있는 아주 좋은 방법이죠.

열심히 다이어트를 하는데도 체중이 꼼짝하지 않아 스트레스를 받고 계신가요? 그렇다면 지금 거울 앞으로 가서 옷 매무새도 살펴보고 턱선이나 팔뚝, 허리, 허벅지 라인 등을 찬찬히 들여다보고 변화를 찾아 보시기 바랍니다. 체중보다는 드러나는 옷맵시를 살려 주는 몸매에 더 관심을 가지고, 변화를 찾아 그 변화를 충분히 즐겨 보세요.

✦ 연예인 몸무게에 목매지 말자!

과거 한 TV 프로그램에서 여성들에게 희망 몸무게를 물었습니다.[23] 10대의 경우 45kg 미만을 원했고, 20대와 30대는 45~49kg 사이를 원했습니다. 40대 이상의 여성들은 대체로 50kg대의 몸무게를 희망하더군요. 모두들 키는 전혀 염두에 두지 않는 듯했고 40kg대, 50kg대라는 숫자에만 크게 집착한다는 것을 알 수 있었죠.

이 프로그램에서 실시한 한 실험을 통해 여성 몸무게에 대한 일부 남성들의 생각도 엿볼 수 있었는데요. 여덟 명의 남성들을 두 명의 여성들과 각각 1대 1로 만나게 했습니다. 이 두 여성들의 키는 165cm로 서로 같았고 체중은 46kg, 56kg으로 서로 달랐습니다. 모두 긴 생머리에 똑같은 원피스를 입은 이 두 여성은 얼굴을 마스크로 가린 채로 1대 1로 남성들과 이야기를 나누었죠. 남성들이 각각의 여성들과 이야기를 나누는 동안 그들의 심장 박동수가 체크되었습니다. 그리고 이들의 심장 박동수의 변화로 해당 여성에 대한 호감도를 측정했습니다.

모든 남성 참가자들은 56kg의 볼륨감 있고 건강미가 느껴지는 여성에게 더 호감을 느꼈던 것으로 나타났습니다. 하지만 이들은 이 여성의 몸무게가 56kg이라는 것을 알고는 당혹감을 드러냈습니다. 키가 얼마이든 간에 여성의 몸무게가 50kg이 넘으면 날씬하지 않다고 생각한다는 길거리 인터뷰에 응했던 한 남성의 고정관념을 이 8명의 남성들에게서도 찾아볼 수 있었습니다. 볼륨감에 건강미 넘치는 여성의 몸매를 선호는 하지만 몸무게는 무조건 50kg 이하여야 한다는, 참으로 현실성 없는 여성 몸무게에 대한 그릇된 고정관념이지요. 실제로 여성의 키 165cm에 몸무게 40kg대라면 저체중에 해당합니다. 저체중의 몸에서 볼륨이나 건강미까지는 기대하기 어렵죠.

언제부턴가 여자 연예인들의 프로필상 '바람직한' 몸무게로 알려진 49kg은 45kg으로 더 내려간 듯합니다. 그들의 실제 몸무게가 정말 그런지는 확인할 방법도, 그럴 필요도 없지만, 문제는 한국 여성들 특히, 한참 성장해야 할 십대들의 꿈의 몸무게도 45kg으로 더 낮아졌다는 거죠.

여성 몸무게에 대한 그릇된 환상에서 비롯된 다이어트는 현실성이 없어서 무작정 살만 빼고 보자는 식의 다이어트가 되기 쉽습니다. 다이어트에 성공하기도 어렵지만 어렵게 성공을 한다 해도 오래가지 못하죠. 잠깐 동안 원하는 몸무게를 얻기 위해서 건강이라는 값비싼 대가를 치러야 할지도 모릅니다. 비현실적인 꿈의 몸무게를 무작정 쫓다 보면 몸도 마음도 피폐해질 수밖에 없습니다.

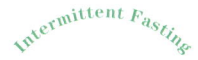

살 빠지는 속도와
순서 알기

✦ 급감량하면 바로 다시 찌는 이유

　급격한 체중 감량을 위해 칼로리를 엄격하게 제한하면 단기간이라 할지라도 보다 확실한 감량 효과를 얻을 수도 있습니다. 하지만 이런 방법으로 빠진 살은 얼마 가지 못해 다시 원상 복귀 되거나, 오히려 감량 전보다도 더 늘어나는 낭패를 보게 되는 경우가 대부분인데요. 바로 다이어터들이 제일 두려워하는 요요 때문입니다.

　인체는 '설정값' 또는 '세트포인트 set-point'로 정해진 수치들을 가지고 있습니다. 대표적으로 체온, 혈압과 혈류, 혈당 등이 세트포인트로 설정된 수치들에 의해서 관리되는 것들입니다. 인체가 가진 '항상성 homeostasis'으로 몸은 컨디션을 늘 일정하게 유지하고 싶어하죠. 때문에 세트포인트로 정해진 수치들은 외부 환경의 변화로부터 보호되고 일정하게 유지됩니다.[24]

개인마다 차이는 있지만 체중에도 정해진 세트포인트가 있고 이 세트포인트에 의해서 관리가 됩니다. 몸은 이 세트포인트로 정해진 몸무게를 기억하고 이것을 유지하고 싶어하죠. 그렇기 때문에 살을 빼기 위해 섭취 칼로리를 갑자기 급격하게 줄이면 몸은 체중의 변화를 막기 위해 저항을 합니다. 기초 대사량을 떨어뜨리는 방법으로 에너지 소비를 낮추기도 하고요. 식욕 호르몬 그렐린$_{ghrelin}$의 분비를 증가시켜 더 먹게도 만들죠. 어떻게 해서든 세트포인트로 정해진 몸무게를 지키고 싶기 때문입니다. 특히, 단시간에 도모하는 체중 감량일수록 몸은 수단과 방법을 가리지 않고 더욱 거세게 맞섭니다. 급하게 뺀 살일수록 유지가 어려운 이유가 그래서이기도 하죠.

몸이 기억하는 세트포인트 몸무게를 뚫고 체중 감량에 성공하기 위해서는 몸의 저항을 최소화하는 방법밖에는 없습니다. 가랑비에 옷 젖듯, 충분한 시간을 가지고 지속적으로 꾸준한 감량을 도모해야 하는 거죠. 몸이 자연스럽게 이전의 세트포인트 몸무게를 잊고 대신 감량된 체중을 새 세트포인트로 인식하게 해야 합니다.

✦ 부작용 없는 체중 감량 속도

일반적으로 권장되는 체중 감량 정도는 일주일에 본인의 체중에서 약 1%대를 유지하는 것입니다. 예를 들어 체중이 50kg이라고 가정하면 일주일에 0.5kg으로 한 달이면 2kg이고, 6개월이면 12kg이 됩니다. 1년이면 총 24kg이 되죠. 체중이 70kg이라면 한 달에 2.8kg씩 6개월이면 16.8kg이 되고, 1년이면 모두 33.6kg을 감량하게 됩니다. 체중의 1%라고 하면 미미하게 들릴지 몰라도 6개월 또는 1년을 따지면 결코 적다고 할 수 없는 감량이지요.

대부분 다이어트 초기에는 체중 감량 속도가 다소 빠른 편입니다. 체내에 저장되어 있던 수분이 함께 빠져나가기 때문인데요. 다이어트로 외부에서 들어오는 에너지 공급이 중단되거나 부족하면, 우리 몸은 체지방에 앞서 간에 저장된 글리코겐을 먼저 에너지원으로 사용합니다. 글리코겐의 형태로 간에 저장된 포도당은 자기 무게에 무려 3배가 되는 수분과 함께 저장되어 있죠. 글리코겐이 다시 포도당으로 분해되어 에너지원으로 쓰일 때, 저장되어 있던 이 상당량의 수분도 함께 빠져 나갑니다. 다이어트 초기에 경험하게 되는 다소 수월한 감량은 바로 이때 빠져나간 수분의 무게가 차지하는 비중이 크다고 볼 수 있겠습니다.

개인 차는 있지만 이런 현상은 대략 2~3주 동안 지속됩니다. 이후 원래의 감량 속도로 돌아오게 되면 갑자기 감량이 멈춘 것처럼 느껴지기도 하죠. 때문에 이때를 정체기라고도 하는데, 사실 정체기라고 보기에는 다소 무리가 있습니다. 다이어트 초기에 대부분의 사람들이 거쳐가는 단계이니까요. 정체기라기보다는 다이어트의 한 과정으로 받아들일 필요가 있겠습니다.

✦ 원하는 부위만 살 빼기, 가능할까?

누구에게나 특별히 신경 쓰이는 특정 신체 부위가 있습니다. 지방이 몰려 있는 뱃살이나 팔뚝, 허벅지 또는 종아리, 이런 부위만 따로 살을 뺄 수는 없을까요?

이와 관련된 연구가 있어 소개해 드려 볼까 합니다.[25] 이 연구에서는 실험 참가자들에게 주 3회씩, 12주 동안 하체 전용 운동 기구인 레그 프레스 leg press 를 이용해서 강도 높은 다리 근육 운동을 하게 했습니다 매회당 960~1200번 반복. 그리고 12주가 지난 후 나타난 변화를 살펴 보았죠. 이들이 집중적으로 한 것은 다리 운동이었으나 체지방 감량은 오히려 상체에서 주로 일어난 것으로 밝혀졌습니다.

연구 결과가 보여주듯이 신체 특정 부위에 있는 지방만을 따로 제거하는 것은 거의 불가능해 보입니다. 얼굴에 살이 없다고 얼굴 살만 따로 찌우는 방법도 없는 것처럼요. 특정 부위의 살을 빼기 위해서도 꾸준한 다이어트와 운동으로 몸 전체의 체지방을 줄여 나가는 것이 방법입니다. 단, 부위별 집중 근력 운동으로 특정 부위의 근육을 발달시키면 그 부위가 근육으로 다듬어지면서 슬림해 보이는 효과는 볼 수 있습니다.

✦ 살 빠지는 순서

살 빠지는 순서가 궁금하신가요? 그렇다면 살이 찌는 순서를 되짚어 보세요. 살은 보통 먼저 찐 부위가 먼저 빠지는 경향이 있습니다. 예로, 복부에서부터 살이 찌기 시작했다면 살이 빠질 때도 복부에서부터 감량이 시작되죠.

일반적으로 나타나는 살이 빠지는 순서를 살펴보면, 크게는 상체에서 하체 순이고, 세부적으로는 얼굴에서 시작되어서 가슴에서 배, 허벅지, 그리고 엉덩이 순으로 이어집니다.

얼굴 ➜ 가슴 ➜ 배 ➜ 허벅지 ➜ 엉덩이

하지만 이 순서가 누구에게나 똑같이 적용되는 것은 아니에요. 살이 빠지는 순서는 개인마다 차이가 있을 수 있고, 그 차이는 개개인의 유전자나 나이와 성별에 따라 영향을 받기도 합니다.[26, 27] 그러니 위의 순서는 참고만 하시고 다이어트를 하면서 내 몸에서 일어나는 변화를 통해 직접 확인해 보시기 바랍니다.

✦ 남자는 배, 여자는 허벅지와 엉덩이

저주받은 하체라는 표현이 있을 정도로 여성들에게 가장 살 빼기 힘든 부위는 바로 허벅지와 엉덩입니다. 여성들 대부분의 경우, 지방 세포가 이 부위에 집중적으로 몰려있는 것을 볼 수 있죠. 그리고 이 부위의 지방 세포들은 다른 부위에 비해 크기도 크지만 단단해서 좀처럼 제거하기가 쉽지 않습니다.[27]

남성들의 경우는, 체지방이 복부에 과도하게 축적되는 특징이 있습니다. 남성들의 복부 지방은 여성들의 엉덩이와 허벅지 지방과는 달리 분해가 쉽게 일어나는 편이죠. 그러나 분해가 쉬워서 살이 잘 빠지는 것은 이점이기도 하지만 단점이기도 해요. 복부 지방이 늘어날 때는 그 속도가 감량 때보다 더 빠르기 때문인데요. 쉽게 빠진 살일수록 찔 때는 더 빠르고 큰 폭으로 증가하기 쉽다는 거죠.

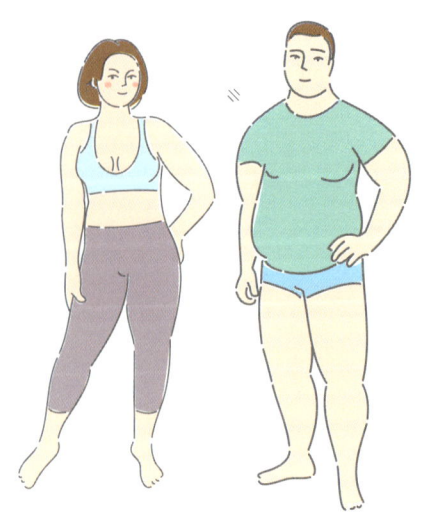

복부 지방은 관상 동맥 질환, 당뇨, 중성 지방, 고혈압을 비롯해 각종 암의 위험까지도 증가시키는 주요 요인입니다. 심각한 질환으로까지 발전할 수 있기 때문에 건강에는 아주 큰 위협이 되죠. 이와는 다르게, 여성들의 허벅지와 엉덩이에 분포되어 있는 지방은 아주 특별한 미션을 가지고 있습니다. 바로, 여성들에게만 있는 임신과 출산의 미션인데요. 임신과 출산을 대비해 필요한 에너지를 미리 허벅지와 엉덩이에 축적을 해 놓은 것이죠. 아무리 빼려고 애를 써도 이 부위의 지방이 좀처럼 빠지지 않는 데는 다 이유가 있었던 겁니다.

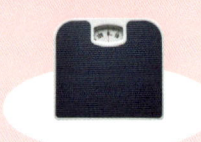

01 살 빠지는 시크릿 '호르몬'

02 감량의 열쇠는 '공복'에 있다

03 간헐적 단식이 답이다: 비만 잡는 간헐적 단식

04 간헐적 단식으로 체중 감량에 성공하려면

05 간헐적 단식도 굶는 다이어트 아닌가요?

06 간헐적 단식 vs. 칼로리 제한 다이어트

07 간헐적 단식과 함께하면 체중 감량 효과 업!

08 아는 만큼 빠진다! 간헐적 단식, 알면 어렵지 않아

09 도대체 뭘 믿어야 해? 간헐적 단식 바로 알기

굶어도 안 빠지는 살, 어떻게 뺄까?

Intermittent Fasting

02

살 빠지는 시크릿 '호르몬'

Intermittent Fasting

01

똑같이 먹어도 나만 유독 살이 찐다고 하소연을 하는 사람들이 있습니다. '글쎄? 말은 안 해도 분명 뭔가를 알게 모르게 더 먹고 있을 거야' 이런 억울한 의심을 받기도 하죠. 섭취하는 칼로리가 소비하는 칼로리보다 많으면 살이 찐다는 '칼로리 인 칼로리 아웃'의 관점에서만 보면 납득이 안 가는 상황이니까요. 그런데요, 똑같이 먹어도 누구는 살이 더 찌기도 덜 찌기도 한답니다. 살이 찌는 원인, 칼로리가 다가 아니기 때문이죠.

똑같이 먹는데 나만 살이 찐다면 무엇보다도 호르몬의 불균형을 생각해 볼 수 있습니다. 우리 몸에는 비만에 관여하는 여러 종류의 호르몬들이 있고, 이 호르몬들 간의 조화로운 협업은 우리 몸을 비만으로부터 지켜 주죠. 이들 간의 조화로운 협업이 이루어지기 위해서는 각각의 호르몬들의 수치가 안정적으로 유지되어야만 합니다. 어떤 이유로든 이들 호르몬들 간에 불균형이 초래되면 심각할 경우 우리 몸은

호르몬이란?

호르몬은 내분비샘에서 생성되는 화학 물질로 혈액 속으로 분비되어 특정 조직이나 기관의 생리 작용을 조절하는 역할을 합니다.[1] 성장, 신진 대사, 성기능, 생식, 기분 감정 등이 호르몬의 영향을 받으며, 호르몬의 불균형으로 당뇨병, 체중 증가 또는 감소, 불임, 우울증과 같은 문제가 발생하기도 하죠.[2] 호르몬은 몸이 안정된 상태를 유지하도록 체내의 항상성 활동에 중요한 역할을 담당합니다.

브레이크가 고장 난 자동차처럼 비만을 향해 달리게 되죠. 살이 찌는 것은 시간 문제입니다. 이런 상황에서는 어떤 다이어트를 해도 성공을 기대하기 어렵습니다.

『비만코드』[1]의 저자 제이슨 펑 Jason Fung 은 "비만은 지방 축적을 조절하는 호르몬의 기능에 이상이 생긴 결과다"라고 비만의 해결 열쇠로 '호르몬'의 역할을 강조합니다. 우리가 살이 찌는 것도 살이 빠지는 것도 결국 호르몬에 의해 결정이 된다는 겁니다.

비만과 아주 밀접하게 관련되어 있어서 비만과는 떼어놓을 수 없는 호르몬들이 있습니다. 대표적으로 인슐린 insulin, 글루카곤 glucagon, 코티솔 cortisol, 렙틴 leptin, 그리고 그렐린 ghrelin 을 꼽을 수 있는데요. 이 호르몬들이 비만에 어떤 영향력을 미치는지 살펴보도록 하겠습니다.

✦ 비만 호르몬 인슐린

　비만과 가장 밀접한 관계가 있는 호르몬은 인슐린insulin 입니다. 때문에 비만 호르몬이라고도 하죠. 인슐린은 혈중 포도당을 안정시키고 근육의 단백질 합성도 돕습니다. 부족하면 당뇨병에 걸릴 수도 있어 우리 몸에 없어서는 안 될 아주 중요한 호르몬이죠.

　하지만 인슐린이 과도하게 분비될 경우에는 문제가 됩니다. 인슐린의 과도한 분비는 체내 지방 축적을 증가시키죠. 인슐린의 농도가 높게 유지되는 동안에는 우리 몸에서 지방 분해가 억제됩니다.[3] 비만인 사람들에게서 나타나는 '인슐린 저항성' 54페이지 참고 역시, 인슐린의 혈중 농도가 높은 상태로 오래 지속되었기 때문에 생긴 결과죠.

　비만과 인슐린의 혈중 농도는 아주 밀접하게 관련되어 있습니다.[4] 그 농도가 증가할수록 비만은 더욱 심각해지죠. 인슐린에 문제가 있다면 이것이 해결되기 전에는 비만도 해결될 수 없습니다.

인슐린을 치솟게 만드는 5가지

1 악명 높은 설탕과 정제 탄수화물
2 인슐린을 쉼 없이 자극하는 자주 먹는 습관
3 인슐린을 치솟게 하는 당도 높은 과일
4 과잉 단백질 섭취
5 '저지방' 식품 127페이지 참고

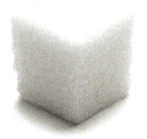

✦ 살 빠지는 호르몬 글루카곤

글루카곤glucagon도 인슐린처럼 혈당 조절을 위해 췌장에서 분비되는 호르몬입니다. 하지만 인슐린과는 정반대의 역할을 해서 '살 빠지는 호르몬'으로 알려져 있죠.

인슐린은 고혈당일 때 분비되어 혈당을 낮추는 반면, 글루카곤은 저혈당일 때 분비되어 혈당을 정상 수준으로 끌어올려 안정을 꾀합니다.[5] 또 인슐린은 포도당을 세포 안으로 넣어 주는 방법으로 혈당을 떨어뜨리지만 지방 축적 촉진, 글루카곤은 간에 축적된 글리코겐을 포도당으로 전환시켜 혈액으로 내보내는 방법으로 떨어진 혈당을 끌어 올리죠. 글루카곤의 이런 역할로 인해 지방의 연소가 활성화되는 효과가 있습니다. 따라서 글루카곤의 분비가 증가하면 비만 해소에 도움이 되죠.

✦ 스트레스 호르몬 코티솔

코티솔cortisol은 부신피질에서 생성되는 각성 호르몬으로 인체가 스트레스를 감지할 때 방출되는 '스트레스 호르몬'입니다. 코티솔의 각성 효과는 우리가 외부로부터의 자극에 대항할 수 있게 집중력을 높여 주고 필요한 에너지를 공급해 주죠.

하지만 코티솔의 분비가 과도하면 역시 체중 증가와 관련이 있습니다. 코티솔의 혈중 농도가 지속적으로 높게 유지될 경우, 불안하고 초조한 상태가 이어지고, 기초 대사량이 떨어지고 식욕은 증가합니다. 또, 혈당을 상승시켜 인슐린의 분비를 증가시키기도 하죠.[6] 그러므로 코티솔의 수치가 높으면 결과적으로 살이 찔 수밖에 없습니다. 코티솔의 과다 분비 역시 비만의 원인입니다.

✦ 식욕 억제 호르몬 렙틴

렙틴leptin 은 지방 세포에서 분비되는 '식욕 억제 호르몬'입니다. 몸에 지방이 과하면 지방세포에서 렙틴을 분비하고, 렙틴은 뇌의 포만 중추를 자극해서 식욕을 억제시키죠. 과식을 방지하고 살이 찌지 않게 도와주는 역할을 합니다.

하지만 렙틴의 이런 식욕 억제 효과는 비만한 사람들에게서는 그 능력이 제대로 발휘되지 못하는데요. 바로 비만인들에게서 흔히 볼 수 있는 '렙틴 저항성leptin resistance' 때문입니다. 렙틴 저항성도 인슐린 저항성처럼 과도한 렙틴의 혈중 농도가 그 원인이죠. 한 연구에 의하면 비만인들의 렙틴 수치는 일반인들보다 무려 4배나 더 높은 것으로 나타났습니다.[7]

렙틴은 지방 세포에서 분비되기 때문에 지방 세포가 증가하면 렙틴의 혈중 농도도 함께 증가합니다. 당연히 지방이 많은 사람일수록 렙틴의 수치도 높을 수밖에 없는 거죠. 렙틴의 수치가 높은 상태로 지속되다 보면 뇌의 포만 중추에 렙틴에 대한 내성이 생기게 됩니다. 그렇게 되면 뇌의 포만 중추가 정상적으로 렙틴에 반응을 하지 않는데요. 이것이 바로 '렙틴 저항성'입니다.

렙틴 저항성이 있으면 뇌는 렙틴이 혈중에 차고 넘쳐도 부족하다는 착각을 일으키기도 합니다. 그러면 더 많은 렙틴을 분비하기 위해 체내 지방을 더 증가시키려고 하죠. 이를 위해 에너지 대사를 떨어뜨리고 식욕을 증가시켜 살이 찌게 돕습니다. 건강한 사람들에게 렙틴은 고마운 식욕 억제 호르몬이 분명하지만 비만인들에게는 살을 찌우는 호르몬이죠.

✦ 식욕 자극 호르몬 그렐린

위에서 분비되는 그렐린 ghrelin 은 '공복 호르몬' 또는 '식욕 자극 호르몬'으로 알려져 있습니다. 식욕을 증가시키는 호르몬으로 식탐의 원인이고 비만의 원인입니다. 식욕을 억제하는 호르몬 렙틴과는 정반대의 역할을 하죠. 일반적으로 혈중 그렐린 농도는 식사 전에 가장 높게 나타나고, 식사 후 1시간이 지났을 때 가장 낮은 수치로 떨어집니다.[8]

혹시 나도 인슐린 저항성? - 자가진단

인슐린 저항성이란?

인슐린은 혈중 포도당을 세포 안으로 넣어 주는 방법으로 혈당을 조절하고 에너지원을 공급합니다. 이런 인슐린의 기능이 제대로 작동하지 않는 상태를 인슐린 저항성insulin resistance이라고 하죠. 포도당이 세포 안으로 들어가기 위해서는 인슐린의 도움이 절대적인데요. 인슐린이 세포의 문을 여는 키 역할을 하기 때문이죠. 하지만 잦은 인슐린의 과잉 분비로 세포에 인슐린 내성이 생기게 되면 인슐린에 제대로 반응을 하지 않게 됩니다. 인슐린이 포도당을 가져와도 문을 열어 주지 않죠. 세포 안으로 포도당을 들여 보내지 못하니 고혈당은 해결되지 못하고, 해결되지 못한 고혈당을 처리하기 위해 췌장에서는 더 많은 인슐린이 분비됩니다. 또, 혈중에 인슐린이 높게 유지되는 한 지방의 분해는 억제됩니다. 그야말로 악순환의 연속인 거죠. 이렇게 과잉 인슐린 상태에서 인슐린의 작용이 감소된 상태를 인슐린 저항성이라고 부릅니다.[9, 10] 인슐린 저항성으로 고혈당 상태가 지속되면 각종 대사 문제로 이어집니다. 인슐린 저항성으로 제2형 당뇨병이 발생되기도 하죠. 따라서 인슐린 저항성이 개선되지 않고서는 비만을 비롯한 각종 대사성 질환을 예방할 수도 개선할 수도 없습니다.

인슐린 저항성이 생기는 이유

인슐린 저항성의 정확한 원인은 아직 완전히 밝혀지지 않았지만, 인슐린 저항성의 유발 인자들은 잘 알려져 있습니다.[10]

- 과체중 또는 비만
- 고칼로리 또는 고탄수화물 식이, 설탕의 과잉 섭취
- 신체 활동 부족
- 고용량 스테로이드 장기 복용
- 만성 스트레스
- 쿠싱병 또는 다낭성난소 질환

혹시 나도 인슐린 저항성?

인슐린 저항성이 의심되는 증상들입니다.[1] 아래 항목 중 1~6은 인슐린 저항성의 대표적인 증상들로 이 여섯 증상들에 모두 해당된다면 인슐린 저항성을 의심해 볼 수 있습니다.

1 뱃살 복부비만
2 늘 피로하다
3 집중이 잘 안 된다

4 밤에 화장실을 자주 간다
5 탄수화물, 단맛이 당긴다 탄수화물/설탕 중독
6 먹고 뒤 돌아서면 또 배가 고프다 먹어도 포만감을 못 느낀다
7 식사 후, 특히 점심 식사 후엔 졸음을 참을 수 없다
8 식사 후 보통 4시간 정도 후엔 저혈당을 경험한다
9 짜증이 많다
10 시력 감퇴
11 기억력 감퇴

인슐린 저항성을 예방/개선하려면?

- 단식/간헐적 단식으로 인슐린의 분비를 낮추면 인슐린 저항성 개선에 효과적입니다.[11, 12]
- 설탕을 포함한 정제 탄수화물 섭취를 줄여 보세요. 소화 흡수가 빠른 설탕과 정제 탄수화물은 혈당과 인슐린 수치를 상승시키는 주범입니다.[12, 13] 멀리해야 인슐린 저항성을 개선할 수 있습니다. 끊을 수 없다면 줄여 보세요.
- 식초는 혈당을 낮추는 효과가 있어 인슐린 분비를 줄이는 데 도움이 됩니다 133페이지 참고.
- 시나몬/계피를 활용하면 인슐린 민감성을 높여 줘서 혈당 조절뿐만 아니라 인슐린 저항성 개선에도 도움이 되죠 137페이지 참고.
- 녹차에 들어있는 항산화 성분이 풍부한 카테킨EGCG은 인슐린 수치를 낮춰 주죠. 때문에 인슐린 저항성 개선에 효과적인 것으로 알려져 있습니다.[14]
- 식이 섬유는 음식의 소화 속도를 늦추고 당의 흡수를 더디게 해 주는 효과가 있습니다. 식후 혈당이 급격하게 상승하는 것을 방지해 주죠. 덕분에 인슐린의 분비를 감소시킬 수 있습니다.[15]
- 오메가-3는 인슐린의 수치를 낮추고, 인슐린 저항성을 개선하는 데 도움이 됩니다.[16] 대표적으로 연어, 정어리, 고등어, 청어, 멸치와 같은 기름진 생선에 오메가-3가 많이 들어있죠.
- 운동/신체 활동은 혈당 상승을 억제해 강력한 인슐린 감소 효과가 있습니다.[17]

감량의 열쇠는 '공복'에 있다

✦ 꼬르륵~ 지방 연소가 시작되었습니다!

배 속에서 들려오는 공복을 알리는 소리 꼬르륵~ 이제 몸에서 지방 연소가 시작되고 재생과 힐링의 자가포식이 일어나기 시작했음을 알리는 신호입니다. 지금이야말로 내 몸이 더 날씬해지고 젊어질 수 있는 기회인 거죠. 그러니 배에서 꼬르륵 소리가 나면 바로 냉장고로 달려가 먹을 것을 찾을 것이 아니라 꼬르륵 소리를 즐기며 더욱 건강하고 젊어진 내 모습을 머리 속에 그려 보세요.

음식이 넘쳐나는 시대에 사는 우리는, 진짜든 가짜든 배고픔을 느끼고 싶지도 않고 그럴 이유도 없는 듯 살아갑니다. 이런 우리는 배고픔이 익숙하지 않죠. 어느 한 순간이라도 음식을 먹을 수 없다고 생각하면 불안한 정도를 넘어 공포를 느끼기도 합니다.

유튜브 '킴스헬스톡' 제 채널에는 짧든 길든 단식을 실천해 본 분들의 댓글이 많이 올라와 있습니다. 그 중에는 단식을 해 보니 생각했던 것만큼 배고픔이 힘들지 않았고, 오히려 시간이 흐르고 익숙해지면서 평온해지는 느낌을 받았다는 내용들이 적지 않습니다. 음식을 늘 입에 달고 살다 보니 굶는 것이 두려운 우리가 배고픔을 과장된 고통과 공포로만 뇌에 깊이 각인시킨 것이 아닌가 싶습니다.

배고픔은 파도와 같아서 밀려왔다가 다시 밀려갑니다.[18] 16시간 단식을 한다고 해서 16시간 내내 배고픔이 지속되는 것은 아니라는 거죠. 계획된 단식이든 어쩌다 굶게 되는 상황이든, 막상 굶어 보면 배고픔이 그렇게 생각한 것만큼 고통스럽지 않다는 것을 알게 됩니다. 무엇보다도 우리에게 필요한 것은 배고픔에 대한 생각의 전환입니다. 이제부터는 배고픔이 밀려올 때 이렇게 생각해 보면 어떨까요?

'아, 내 몸이 이제 지방을 태우기 시작했구나',

'내가 더 날씬해지고 건강해지겠구나!'

✦ 공복에 일어나는 자가포식과 힐링

우리 몸을 이루는 수많은 세포들은 세포 분열을 통해 파괴되거나 재생되는 과정을 늘 반복하고 있습니다. 이 과정에서 어쩔 수 없이 손상되고 노후된 단백질과 세포 소기관들이 생기게 되는데요. 이것들이 세포 내에 버려져 쌓이게 되면 이로 인해 기능 저하나 노화가 촉진될 수 있고 더 심각하게는 비만, 당뇨 또는 암이나 알츠하이머와 같은 질병들로도 이어질 수 있습니다.

하지만 다행스럽게도 세포 내에서 일어나는 자가포식autophagy으로 이런 걱정을 덜 수 있죠. 자가포식은 일종의 신체 보존 매커니즘으로 스스로를 보호하는 재생과 힐링의 과정입니다.[19] 이 과정을 통해 세포는 손상되고 노후되어 쓸모없어진 세포 내 단백질과 소기관들을 스스로 먹어 치운다고 해요. 그래서 붙여진 이름이 자가포식, 스스로를 먹는다는 의미로 붙여진 명칭입니다. 자가포식으로 세포는 스스로 에너지를 얻고 세포 내에서는 대청소가 일어납니다. 자가치유의 버튼이 'ON'으로 켜지면서 대대적인 재생과 힐링이 진행되는 거죠.

이처럼 유익한 자가포식 활동이 세포 내에서 늘 활기차게 일어나면 좋겠지만 사실은 그렇지 못합니다. 자가포식은 세포가 굶주림으로 스트레스를 받는 상황에서만 활성화되기 때문인데요.[20] 세포가 굶주려야 생존 본능으로 자가포식에 박차를 가하게 된다는 거죠. 자주 많이 먹는 식습관에 익숙하다면 그만큼 자가포식의 기회도 줄어들 수밖에 없겠습니다.

자가포식 기능을 촉진하기 위한 방법으로 적극 추천되는 것이 있는데요, 바로 간헐적 단식입니다.[21, 22] 간헐적 단식의 널리 알려진 다양한 건강 혜택들 면역력 향상: 암, 당뇨, 심혈관계 질환의 위험 감소: 노화 방지: 수명 연장 등 그리고 다이어트 효과 복부 비만 개선, 체중 감량 등까지, 이 모든 혜택은 공복에 활성화되는 자가포식의 덕이라고 해도 과언은 아닐 듯합니다.

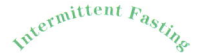

간헐적 단식이 답이다: 비만 잡는 간헐적 단식

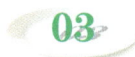

✦ 간헐적 단식이란

　간헐적 단식Intermittent fasting은 먹는 시간과 먹지 않는 시간을 정하고 이것을 지킵니다. 먹고 단식하기를 반복하는 거죠. 먹는 시간을 제한하기 때문에 '시간 제한 다이어트Time Restricted Feeding'라고도 합니다. 음식의 종류나 칼로리에 중점을 두는 대부분의 다이어트 방법들과는 다르게 간헐적 단식은 먹는 시간과 먹지 않는 시간을 지키는 것이 무엇보다도 중요합니다.

　간헐적으로 단식하며 일정 시간을 공복 상태로 유지하면 우리 몸에는 긍정적인 변화가 일어납니다 다음 페이지 참고. 먹는 시간을 제한하면서까지 충분한 공복 시간을 확보하는 이유가 바로 공복에 활성화되는 변화를 극대화하기 위해서이죠. 공복에 일어나는 이런 다양한 변화가 바로 간헐적 단식의 핵심입니다.

✦ 간헐적 단식이 다이어트에 효과적인 이유

간헐적 단식을 하면 우리 몸에서는

- 혈당 수치가 감소합니다.
- 인슐린 민감성이 향상되고 인슐린 저항성이 개선되죠.
- 근육을 보호하고 지방 분해를 촉진하는 성장호르몬의 수치가 증가합니다.
- 살 빠지는 호르몬 글루카곤의 분비도 늘어나고요.
- 체지방 분해의 활성화로 체중이 감소됩니다.
- 비만의 주요 원인인 대사 장애와 만성 염증도 감소하죠.
- 자가포식으로 기능이 활성화되고 세포 내 노폐물이 배출됩니다.

이외에도 장기적인 간헐적 단식은 무작정 굶는 단기 다이어트와는 달리 꾸준한 체중 감량이 가능합니다. 이렇게 간헐적 단식이 장기적으로 유리한 이유는 먹는 것이 허용되는 시간에는 포만감이 들 정도로 충분히 먹어 주기 때문이지요. 간헐적 단식으로 서서히 먹는 시간과 횟수가 제한되다 보면 적게 먹으려고 노력하지 않아도 자연스럽게 먹는 양이 줄어드는 효과가 있습니다. 또, 먹는 횟수가 줄어들다 보면 음식의 양보다는 질에 더 많은 신경을 쓰게 됩니다. 의외로 먹는 시간이 더 즐거워지죠. 시간이 흐르면서 간헐적 단식으로 몸이 건강해지는 것이 느껴지면 건강한 먹거리에 더 관심을 가지게 됩니다. 저절로 건강한 식습관이 형성되는 거죠. 몸도 건강해지고 식습관도 건강하게 바뀌니 살이 안 빠지래야 안 빠질 수가 없습니다.

✦ 간헐적 단식의 종류

간헐적 단식은 '내 몸 맞춤 다이어트'입니다. 간헐적 단식을 실천하는 방법에는 여러 가지가 있지만 건강 상태, 성향, 생활 패턴 등을 고려해서 지금 바로 진행해도 무리가 없는 방법으로 시작을 하는 것이 바람직합니다. 그리고 충분한 시간을 가지고 몸이 적응하는 속도에 맞춰 서서히 강도 높은 방법으로 옮겨가는 것이 성공의 팁이죠. 단식 시간이 길수록 다이어트 강도는 높아집니다.

아래 제시된 방법들을 참고하셔서 나에게 적합한 나만의 버전의 간헐적 단식을 디자인해 보시기 바랍니다.

16:8 방식

16:8은 하루 먹는 시간을 8시간으로 제한하고 나머지 16시간 동안은 단식을 유지하는 방법입니다. 예를 들어, 오늘 마지막 식사가 저녁 8시에 끝났다면 내일 정오 12시까지 총 16시간 단식을 유지하는 거죠. 먹는 것이 허용되는 8시간 동안에는 정오 12시~저녁 8시 두 끼 또는 세 끼를 개인의 선택에 따라 먹을 수 있습니다. 16:8은 일상생활에 바로 적용해도 무리가 없어서 가장 먼저 시도해 볼 수 있는 방법이기도 합니다.

연구 결과로 확인된 16:8 방식의 체중 감량 효과

남성 34명을 두 그룹으로 나누어 8주 동안 각기 다른 다이어트를 실시하게 했습니다.[23] 한 그룹에게는 간헐적 단식 16:8을, 다른 한 그룹에게는 평소와 다름없는 식이 패턴을 그대로 유지하게 했죠. 두 그룹의 모든 참가자들은 각자에게 필요한 하루 적정량의 칼로리를 3번에 나누어 섭취했습니다. 16:8 그룹의 경우, 먹는 것이 허용되는 8시간 동안에 3번의 식사가 이루어졌고 나머지 16시간 동안은 단식을 유지했죠. 일반 식이 그룹은 평소처럼 하루 12시간 동안 3번의 식사를 했고 나머지 12시간 동안은 단식했습니다. 이렇게 8주가 지났을 때, 16:8 그룹의 체지방 감소는 16.4%로 일반 식이 그룹의 체지방 감소량 2.8%와 뚜렷한 차이를 보였습니다. 혈당과 인슐린 수치의 감소도 16:8 그룹에서만 나타났습니다.

16:8과 비슷한 방법으로 12시간 단식하고 12시간 동안 먹는 12:12 그리고 18시간 단식하고 6시간 동안 먹는 18:6 방식도 있습니다. 하지만 정해진 시간의 틀에 굳이 얽매일 필요는 없습니다. 개인의 상황에 따라 14:10 또는 15:9로도 응용이 가능하죠.

5:2

5:2 방식은 일주일 중 이틀을 단식하고 나머지 5일은 평소와 다름없이 먹습니다. 예를 들어, 일주일 중 월요일과 목요일을 단식할 수도 있고 일요일과 수요일에 단식을 할 수도 있죠. 어떤 요일을 단식할지는 개인의 형편에 따라 선택이 가능합니다.

하루를 단식한다고 하면 자칫 24시간으로 생각하기 쉬운데요. 5:2의 경우, 하루 단식은 단식하는 당일 24시간과 단식일 전후 공복으로 있는 시간까지 포함되어 약 36시간 정도가 됩니다. 예로, 단식 전날 저녁 7시에 식사를 마치고 단식 날 하루 종일 단식하고 단식 다음 날

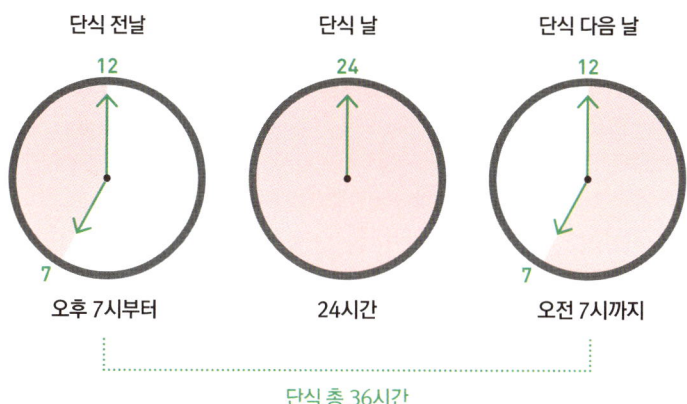

간헐적 단식 5:2 총 단식 시간

단식 전날 — 오후 7시부터
단식 날 — 24시간
단식 다음 날 — 오전 7시까지

단식 총 36시간

첫 식사를 아침 7시에 먹는다고 가정하면 단식 시간은 모두 36시간이 되죠그림 참조.

짧지 않은 단식이므로 단식하는 날에는 소량의 음식이 허용됩니다. 대략 여자는 500칼로리, 남자는 600칼로리를 섭취할 수 있고 하루 섭취 칼로리의 1/4정도 이것을 한 번에 또는 1~2회에 걸쳐 나누어 먹어도 무방합니다. 이때 음식은 채소와 단백질 위주로 드실 것을 권장합니다 채소 위주의 샐러드, 스프나 국, 찜 종류 그리고 흰살 생선, 달걀, 두부, 콩류 등. 단식하지 않는 5일은 평소와 다름없이 먹습니다.

5:2 방식 vs. 칼로리 제한 다이어트, 보다 효과적인 체중 감량은?

한 연구에서 일주일에 이틀만 단식하는 5:2와 일주일 내내 칼로리를 제한해야 하는 칼로리 제한 다이어트의 체중 감량 효과를 비교했습니다.[24] 과체중 또는 비만인 여성 107명을 이 두 그룹으로 나누어 6개월 동안 관찰했습니다. 5:2 그룹의 경우, 일주일 중에 5일은 평소처럼 먹고 단식하는 이틀은 하루 섭취 칼로리의 25%만 먹게 했습니다. 칼로리 제한 다이어트 그룹은 매일 섭취 칼로리의 75%만 먹게 했죠. 6개월이 지난 후, 이 두 그룹 사이에 나타난 체중 감량 효과는 '차이 거의 없음'이었습니다. 인슐린 민감성 개선 정도 역시 거의 차이가 없었다고 합니다. 다이어트 효과 면에서 큰 차이가 없다면 일주일 내내 하는 다이어트와 5일은 잊고 살다가 이틀만 격하게 하면 되는 다이어트, 여러분은 어느 쪽을 선택하시겠어요?

Eat-Stop-Eat

5:2와 비슷하게 일주일에 이틀을 단식하는 방법입니다. 오늘 저녁 7시부터 단식을 시작하면 내일 저녁 7시까지, 단식 시간은 정확하게 24시간이 됩니다. 단식하는 동안에는 철저하게 물과 블랙커피, 블랙티와 같이 칼로리가 거의 없는 음료만을 마시며 철저하게 단식을 유지합니다.

단식을 시작하는 시점은 하루 중 어느 때여도 상관없습니다. 단식을 시작한 시간으로부터 정확하게 24시간 동안 단식을 유지하면 되는 거죠. 단식 시간을 저녁 식사 이후부터 다음날 저녁 식사 이전으로 정하면 저녁 약속이나 회식이 있어도 전혀 문제되지 않아 편리하다는 장점이 있죠. 단식하지 않은 날에는 5:2와 마찬가지로 평소와 다름없이 먹습니다.

격일 단식 alternate-day fasting

하루 걸러 하루 단식하는 방식입니다. 월요일 단식하고 화요일은 평소처럼 먹고 수요일 단식하고 목요일 평소처럼 먹고, 이렇게 격일로 단식을 반복하는 방법이죠. 격일 단식 역시 단식하지 않는 날에는 평소와 다름없이 먹습니다. 하루를 단식한다고 하지만, 5:2 방식과 마찬가지로 단식 날의 총 단식 시간은 약 36시간이 됩니다. 물론, 각자의 식사 시간에 따라 다소 차이가 있을 수는 있죠.

단식 날에는 물과 허용된 음료만으로 철저하게 단식을 유지할 수도 있고, 5:2와 같이 하루 남녀 각각 600칼로리와 500칼로리로 소량의 음식을 먹는 것도 가능합니다. 36시간의 단식이 격일로 반복되기 때문에 간헐적 단식 중에서도 꽤 강도가 높은 편에 속하죠. 덕분에 체중 감량 효과는 강력합니다. 그러므로 간헐적 단식의 목적이 체중 감량이 아니라면 굳이 이 방법을 고집할 필요는 없습니다.

강력한 격일 단식으로 혹시 기초 대사량이 떨어지지 않을까 걱정될 수도 있는데요. 그런 걱정은 크게 안 하셔도 되겠습니다. 인체는 이틀 중 하루만이라도 음식이 부족하지 않게 규칙적으로 공급만 되면 굶는

격일 단식 6개월 후 나타난 변화

정상 체중의 건강한 성인 남녀가 6개월 동안 격일 단식을 했습니다.[25] 격일 단식을 시작하고 4주가 지나자 이들의 체중은 평균 4.5%가 감소했고, 체지방 8.9%, 복부 지방은 11.5% 감소를 보였습니다. 6개월이 지났을 때는 콜레스테롤, 중성지방의 수치가 현저히 감소했고, 심혈관계 질환의 위험도 낮아진 것으로 나타났습니다. 무엇보다도, 6개월 동안 강도 높은 격일 단식을 했지만 이들의 기초 대사량은 실험 전과 차이가 거의 없었다고 합니다.

다고 인지하지 않아 기초 대사량을 떨어뜨리지 않습니다. 이것은 격일 단식을 6개월 동안 관찰한 한 연구 논문의 결과로도 확인된 내용입니다.[25]

20:4 방식 또는 전사 다이어트 Warrior Diet

20시간 동안 단식하고 먹는 시간은 4시간으로 제한하는 방식입니다. 다소 긴 단식 시간 때문에 '전사 다이어트warrior diet'라고도 불리며 그만큼 효과적인 체중 감량을 기대할 수 있죠.

보통 소량의 과일이나 채소를 간식 정도로 낮에 먹고 저녁에 충분한 양의 한 끼 식사를 하는 것이 일반적인 패턴입니다. 하지만 각자의 상황을 고려해 자유롭게 정할 수 있습니다. 먹는 것이 허용되는 4시간 동안에 한 끼나 두 끼 또는 한 끼에 간식 한 번을 추가하는 방법으로 20:4를 실천할 수도 있습니다.

1일 1식 One Meal a Day, OMAD

『1일 1식』[26]의 저자 나구모 요시노리 박사에 의해 우리에게 널리 알려진 1일 1식은 OMAD One Meal a Day 라고도 합니다. 간헐적 단식 20:4 방식의 변형된 형태로 간헐적 단식의 종류에 포함되어 있지는 않습니다. 하지만 적지 않은 분들이 1일 1식을 간헐적 단식의 한 방법으로 실천하고 있어 추가로 소개하고자 합니다.

1일 1식은 말 그대로 하루 한 끼만 먹는 거죠. 그 한 끼가 아침, 점심, 저녁, 어느 것이어도 상관없습니다. 많은 분들이 저녁을 하루 한 끼로 선택하는 이유는 아마도 일과 후 편안하고 느긋하게 식사를 즐기고 싶기 때문일 거라 생각됩니다.

간헐적 단식으로 치면 23:1에 해당하는 1일 1식은 고강도의 다이어트가 되겠습니다. 하루 한 끼를 먹는 것이므로 양보다는 질에 각별히 신경을 써 식사를 준비할 필요가 있겠습니다. 또 먹는 시간이 짧다 보니 다양한 식품을 통한 충분한 영양 섭취가 어려울 수도 있는데요. 비타민, 미네랄과 같은 영양 보충제의 추가 섭취가 도움이 될 수 있습니다.

✦ 공복 시간, 이렇게 늘려 보세요!

먼저, 하루 중 내가 먹지 않는 시간을 잠자는 시간까지 포함해서 헤아려 봅니다. 현재 나의 하루 단식 시간이죠. 그 시간이 10시간이라면, 여기에 2시간만 더 늘려 보세요. 현재 단식 시간 10시간보다 2시간 더 늘어난 12시간 단식을 일주일 동안 실천해 봅니다. 1주일이 지난 후 살펴보세요. 12시간 단식을 지키는 것이 아직 힘들다고 느껴진다면 1~2주일을 더 연장해 봅니다. 몸이 적응되지 않아서 힘든 거니까요.

정확한 공복 시간 계산하기

16시간 단식을 한다고 해서 공복 시간이 16시간인 것은 아니에요. 공복은 정확하게, 먹은 음식이 모두 소화되고 난 후, 위가 비어 있는 상태를 말합니다. 그러므로 마지막 음식을 섭취한 후부터 소화에 걸리는 시간을 뺀 나머지가 순수 공복 시간이죠. 16시간 단식의 경우, 일반적으로 소화에 걸리는 3~4시간을 제한 12~13시간이 실제 공복 시간에 해당됩니다.

언제든 12시간 공복에 내 몸이 익숙해졌다 싶을 때, 그때 다시 2시간 더 늘려 봅니다. 총 단식 시간이 14시간이 되는 거죠. 마찬가지로 14시간 단식에 내 몸이 적응하는 정도를 살피며 1주일이든 2주일이든 익숙해질 때까지 실천해 봅니다. 몸이 익숙해지면 다시 2시간을 더 늘리고요.

단식 시간을 늘릴 때, 한 번에 1시간씩 늘려도 상관없습니다. 또, 늘어난 단식 시간에 익숙해지는 데 1주일이 걸려도, 2주일 또는 3, 4 주일이 걸려도 괜찮습니다. 정해진 규칙 같은 것은 없습니다. 내 몸이 기준이고 몸이 적응하는 속도에 맞추는 거죠.

이렇게 시간을 가지고 몸이 적응하는 속도에 맞춰 공복 시간을 서서히 늘려가다 보면 다소 시간은 걸려도 실패 없이 간헐적 단식으로 다이어트에 성공할 수 있습니다.

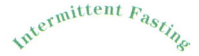

간헐적 단식으로
체중 감량에 성공하려면

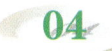

✦ **이것만은 꼭 기억하자!**

처음부터 강도 높은 간헐적 단식은 NO!

하루 세 끼를 먹던 사람이 갑자기 1일 1식 또는 20:4로 간헐적 단식을 시작하면 어떤 일이 생길까요? 외부로부터 들어오는 음식물의 양이 갑자기 줄면 몸은 당연히 굶는 다이어트로 받아들입니다. 처음에는 강도가 낮은 방법에서 시작해서 강도 높은 방법으로 단식 시간 기준으로 차츰 옮겨 가세요. 그래야 늘어나는 공복 시간에 몸이 무리 없이 적응을 하죠. 몸이 적응하면 하루 한 끼를 먹어도 굶는 다이어트가 되지 않습니다.

단식하지 않을 때는 평소처럼 먹자!

늘 배가 고픈 다이어트는 결코 성공할 수 없죠. 간헐적 단식 중 먹는 것이 허용되는 시간 동안에는 하루 한 끼를 먹든 두 끼를 먹든 평소 먹던 양만큼은 먹어 줘야 합니다. 단식을 해도 부족하지 않은 양의 음식이 외부로부터 규칙적으로 공급되기만 하면 몸은 굶는다고 인지하지 않거든요.

굳이 칼로리를 계산하지 않아도 괜찮아!

단식 시간을 서서히 늘려 나가다 보면 먹는 시간도 따라 줄어들죠. 복잡하게 칼로리를 일일이 따져 가며 줄이려고 노력하지 않아도 섭취량은 저절로 줄어들게 되어 있습니다.

정크푸드 멀리하기!

간헐적 단식은 무엇을 얼마나 먹으라고 규정하지 않습니다. 그렇다고 무엇이든 상관없이 얼마든지 먹어도 된다는 것은 아니죠. 정크푸드 junk food 는 중독성이 강해서 먹으면 먹을수록 더 먹고 싶게 만듭니다. 이 때문에 정크푸드를 즐겨 먹다 보면 식욕 조절이 어려울 수밖에 없습니다. 이런 음식들을 먹으면서는 다이어트에 결코 성공할 수 없죠. 대표적으로 햄버거, 피자, 핫도그, 튀김, 과자류 등이 해당됩니다. 영양가는 없으면서 고열량인 정크푸드는 다이어트에도 건강에도 전혀 도움이 되지 않습니다. 가능하면 멀리하는 것이 상책이죠.

폭식과 과식은 그만!

단식을 한다고 그에 대한 보상으로 건강하지 못한 음식들로 과식과 폭식을 반복한다면 체중 감량뿐 아니라 간헐적 단식으로 얻게 되는 건강 혜택도 기대할 수 없습니다.

수분 보충은 자주 충분히!

다이어트 중에는 반드시 충분한 수분 보충이 필요합니다. 물을 마시면 허기를 달래는 데도 도움이 되고, 신진대사가 활성화되어서 지방 연소가 증가되니 체중 감량에도 도움이 되죠. 특히, 단식 중에는 음식으로 보충되던 수분의 양마저 공급이 중단되므로 이것까지 감안해서 평소 마시던 양의 물보다 더 많은 양의 수분 보충이 필요합니다.

✦ 간헐적 단식을 해서는 안 되는 사람들도 있어요

- 당뇨, 고혈압 등과 같은 특정 질병이 있거나, 병적 증상으로 약을 복용하고 있다면 단식을 시작하기 전 반드시 전문의와의 상담이 필요합니다.
- 성장기 어린이, 청소년 또는 임산부에게는 단식을 권하지 않습니다.
- 모유 수유 중일 때에도 단식하지 않고요.
- 섭식장애가 있거나, 저체중이어도 단식을 해서는 안 됩니다.

간헐적 단식도
굶는 다이어트 아닌가요?

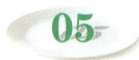

✦ 간헐적 단식이 굶는 다이어트가 아닌 이유

   단식을 반복하는 간헐적 단식 역시 굶는 다이어트가 아닌가 하고 생각하기가 쉽습니다. 하지만 간헐적 단식은 굶는 다이어트가 아니죠. 간헐적 단식은 먹는 시간과 먹지 않는 시간을 정해 놓고 이것을 지킵니다. 다시 말해, 단식하지 않는 시간 즉, 먹는 것이 허용되는 시간에는 포만감이 들 정도로 먹어 줍니다. 단식이 반복되더라도 외부로부터 음식물이 규칙적으로 공급되기 때문에 몸이 기아에 빠질 위험은 거의 없습니다.

   간헐적 단식으로 먹는 시간을 제한하고 단식 시간을 늘려가다 보면 섭취 칼로리가 줄어드는 것은 사실입니다. 하지만 충분한 시간을 가지고 서서히 몸이 적응하는 속도에 맞춰 단식 시간을 늘려 나가면 몸은 굶주린다고 받아들이지 않죠.

✦ 간헐적 단식도 이렇게 하면 굶는 다이어트!

살을 빨리 빼고 싶은 욕심에 먹는 것이 허용되는 시간에도 섭취 칼로리를 엄격하게 제한해서 체중 감량에 속도를 내려는 사람들이 있습니다. 이런 경우, 간헐적 단식으로 굶는 다이어트를 하고 있는 겁니다. 또, 간헐적 단식을 시작하면서 처음부터 20:4나 1일 1식을 선택하고 늘 챙겨 먹던 세 끼를 갑자기 하루 한 끼로 줄여 버리면 역시 간헐적 단식으로 굶는 다이어트를 하는 거죠.

간헐적 단식을 하면서 먹는 것이 허용되는 시간에는 적어도 몸이 배고프다고 느끼지 않을 정도로 충분히 먹어 줍니다. 그리고 단식 시간은 몸이 적응하는 속도에 맞춰 서서히 늘려가야 합니다. 이 두 가지를 지켜야 굶는 다이어트가 되지 않습니다.

1일 1식, 굶는 다이어트가 되지 않으려면

'1일 1식은 굶는 다이어트인가요?'
가끔 이런 질문을 받습니다. 제 대답은 'Yes'이기도 'No'이기도 합니다. 예를 들어 볼까요? 『1일 1식』[26]의 저자 나구모 요시노리 박사의 1일 1식은 굶는 다이어트가 아닙니다. 이분이 어느 날 갑자기 1일 3식에서 1일 1식으로 옮겨간 것이 아니기 때문이죠. '1즙 1채'라는 본인 나름의 다이어트 방법으로 반찬 수를 줄이고, 식사량을 100%에서 80%로, 다시 60%로 서서히 줄여 나가면서 점진적으로 1일 1식에 도달했습니다. 몸이 1일 1식에 적응할 수 있도록 충분한 시간을 가지고 기다려 준 거죠. 20년 가까이 유지해 오고 있는 이분의 1일 1식은 본인 몸에 편안하게 적응된 다이어트 법으로 굶는 다이어트가 아닙니다.
이와는 다르게 하루 세 끼도 모자라 수시로 음식을 입에 달고 살던 사람이 다이어트를 한다고 갑자기 1일 1식을 시작하면 몸은 굶주림에 적응하지 못해 기아 모드로 돌아서겠죠. 같은 1일 1식이지만 이 경우에는 굶는 다이어트가 될 수밖에 없습니다. 그러므로 1일 1식은 하는 사람에 따라 간헐적 단식이 될 수도 있고 굶는 다이어트가 될 수도 있습니다.

간헐적 단식 vs. 칼로리 제한 다이어트

Intermittent Fasting

06

　칼로리 제한 다이어트는 말 그대로 섭취 칼로리를 제한하는 방법으로 체중 감량을 유도합니다. 따라서 섭취 칼로리를 줄이는 것이 무엇보다도 중요하죠. 간헐적 단식에서는 칼로리보다 더 중요한 것이 있는데 바로 '공복'입니다. 단식으로 일정 시간 공복 상태가 유지될 때 인체에서 일어나는 호르몬의 변화가 비만의 원인을 근본적으로 해결하는 열쇠이기 때문이죠.

　칼로리 제한 다이어트는 섭취 칼로리를 엄격하게 제한하기 때문에 잘만 따라하면 짧은 시간 안에라도 적지 않은 체중 감량이 가능합니다. 하지만 감량이 된다 해도 장기적으로 이것을 유지하는 것은 거의 불가능해 보이는데요. 엄격히 제한된 칼로리만으로 계속되는 배고픔과 맞서 싸우며 생활을 지속하기는 어려울 테니까요. 생활화 될 수 없는 다이어트 방법입니다.

한편, 먹고 단식하기를 반복하는 간헐적 단식은 먹는 것이 허용되는 시간만큼은 배가 고프지 않게 먹어 주죠. 때문에 장기적으로 유지가 가능해서 생활화가 가능한 다이어트 방법입니다. 꾸준하고 지속적인 체중 감량을 기대할 수 있습니다.

체중 감량 효과 면에서는 어떤 차이가 있을까요? 칼로리 제한 다이어트와 간헐적 단식의 체중 감량 효과를 비교해 보기 위해 18건의 관련 논문을 분석한 결과입니다.[27] 짧게는 1개월에서 길게는 6개월까지 두 다이어트의 감량 효과를 관찰했죠. 그리고 그 결과는, 이 두 방법 모두 체중 감량 효과면에서는 '큰 차이 없이 효과적'이라는 것이었습니다.

살은 빼는 것보다 유지하는 것이 더 어렵습니다. 칼로리 제한 다이어트와 같은 단기 다이어트일 경우는 더욱 그렇죠. 단기 다이어트의 속성상 요요를 피해 가기 어렵고, 식습관이 바뀌지 않아 다이어트를 멈추면 다시 살이 찔 수밖에 없기 때문입니다.

반면, 간헐적 단식은 정해진 시간에 규칙적으로 충분한 음식물이 보충되기 때문에 늘 굶주림에 시달려야 하는 칼로리 제한 다이어트에 비해 요요의 위험도 상대적으로 낮은 편입니다. 또, 식습관의 변화가 다이어트와 함께 병행된다는 장점이 있죠. 장기적으로 지속 가능하고 라이프 스타일로도 손색이 없다 보니 감량 후에도 감량된 체중을 유지하는 것은 비교적 수월한 편입니다.

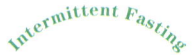

간헐적 단식과 함께하면
체중 감량 효과 업!

    간헐적 단식과 저탄수화물 다이어트가 만나면 체중 감량에 시너지 효과를 기대할 수 있습니다. 간헐적 단식만으로 감량 속도가 더디다고 느껴진다면 탄수화물의 섭취량을 조절해 보세요. 간헐적 단식으로 먹는 시간과 횟수를 제한하고 저탄수화물 다이어트로 탄수화물의 섭취를 조절하는 거죠. 감량 속도가 탄력을 받게 됩니다.

    저탄수화물 식이를 강조하는 세 종류의 다이어트 방법들입니다.

- 저탄수화물 다이어트 low-carbohydrate diet
- 저탄고지 다이어트 low-carbohydrate high-fat diet, LCHF
- 케토제닉 다이어트 ketogenic diet

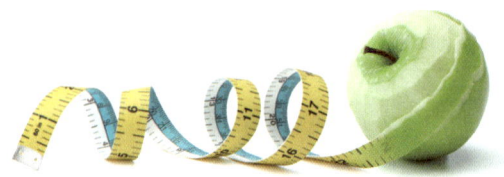

✦ 저탄수화물 다이어트 low-carbohydrate diet

당질 제한 다이어트 carbohydrate-restricted diet 라고도 불리는 저탄수화물 다이어트_{이하 저탄수 다이어트}는 탄수화물의 섭취량을 제한합니다. 대신 단백질과 지방의 섭취를 늘리죠. 비만뿐 아니라 당뇨병의 치료 목적으로도 이용되고 있는 다이어트 방법입니다.

특별히 정해진 것은 아니지만 저탄수 다이어트에서 탄수화물의 섭취량은 보통 하루 총 섭취 칼로리의 10~30%로 제한됩니다. 하루 2,000칼로리가 필요한 성인이라면 하루 탄수화물의 섭취량은 50~150g 사이가 되죠. 최근 발표된 '2018 국민건강통계'에 의하면 우리나라 인구의 평균 탄수화물 섭취량은 하루 약 288g이라고 합니다.[28] 저탄수 다이어트를 하기 위해서는 적어도 절반 이하로 섭취량을 줄여야 하는 거죠.

저탄수 다이어트의 장단점은 다음과 같습니다.

장점	단점
- 체중 감량 촉진 - 정제 탄수화물 섭취의 감소 - 대사증후군, 당뇨병, 고혈압 및 심혈관계 질환 등의 예방과 개선 - 장기간 지속 가능 - 케토제닉 다이어트보다 덜 엄격해 상대적으로 따르기 쉽다	- 먹는 음식의 제한 - 당도 높은 과일 섭취 제한 - 미량의 영양소 섭취 부족 - 변비

✦ 저탄고지 다이어트 low-carbohydrate high-fat diet, LCHF

저탄수화물 고지방 식이로 널리 알려진 저탄고지 다이어트는 탄수화물의 섭취량을 제한하는 대신 지방의 섭취를 늘리죠. 저탄수 다이어트와 다른 점은 무엇보다도 탄수화물의 섭취량에 있어 더 엄격하고 '고지방' 식이를 강조한다는 것입니다. 저탄고지 식단에서 가장 중요한 영양소는 지방입니다.

저탄고지 다이어트에서 허용되는 탄수화물의 양은 3종류로 섭취량 정도에 따라 강, 중, 약 3종류로 분류됩니다.

- **강** 20g 미만 총 에너지의 4% 미만, 케토제닉 다이어트
- **중** 20~50g 총 에너지의 4~10%
- **약** 50~100g 총 에너지의 10~20%

	저탄고지 다이어트			저탄수화물 다이어트
원리	탄수화물은 제한하고 대신 고지방 섭취			탄수화물은 제한하고 대신 적정량의 단백질과 지방 섭취
강도	강 케토제닉 다이어트	중	약	10~30%
1일 총 칼로리 비중	4% 미만	4~10%	10~20%	
탄수화물 섭취량	20g 미만	20~50g	50~100g	50~150g
식품별 탄수화물 함량 예시	햇반 1인분(약 49g), 식빵 1조각(약 12g), 찐 감자 중 1개 약(26g), 군고구마 중 1개(약 38g), 떡볶이 떡 5개(약 53g), 라면사리 1봉(74g)			

✦ 케토제닉 다이어트 ketogenic diet

케토제닉 다이어트는 저탄고지의 한 종류이죠. 탄수화물의 섭취량을 엄격하게 하루 20g 미만으로 제한합니다. 극단적으로 탄수화물을 제한하는 대신 지방의 섭취량을 대폭 늘려 지방의 비중이 하루 열량 중 무려 70%를 차지하죠.

탄수화물의 섭취를 최소화하고 지방의 섭취를 최대화함으로써 몸의 주 에너지원이 포도당에서 지방으로 전환됩니다. 지방을 주 에너지원으로 쓰는 몸이 되면 지방의 연소가 활성화되는데요. 바로 이런 상태를 키토시스Ketosis 라고 부르죠. 케토제닉 다이어트는 이 키토시스에 도달하는 것을 목표로 합니다.

단백질 섭취를 장려하는 저탄수 다이어트와는 달리 케토제닉 다이어트는 단백질의 섭취량을 적정 수준으로만 유지합니다. 과도한 단백질 섭취가 키토시스를 방해하기 때문이죠.[29]

케토제닉 다이어트의 장단점은 아래와 같습니다.

장점	단점
- 포만감 증가 - 식욕 감소 - 뛰어난 체중 감량 효과 - 혈당 안정 - 인슐린 저항성 개선	- 키토시스 부작용: 두통, 피로, 근육 경련, 구역질, 피부 발진, 구취, 변비 또는 설사 - 신장 결석, 골다공증 - 먹는 음식의 제한 - 과일 섭취 제한 - 미네랄 결핍 - 아직 밝혀지지 않은 장기적 부작용 - 엄격해서 지속하기 어려움

✦ 저탄수화물 다이어트 중
먹어야 할 음식, 먹지 말아야 할 음식

꼭 피해야 하는 음식/음료	- 쌀, 파스타, 국수, 빵, 떡, 시리얼 - 탄수화물(당) 뿌리 채소: 고구마, 감자 등 - 당 함량 높은 과일: 바나나, 파인애플, 수박 등 - 포테이토 칩스, 페스트리, 도넛, 초콜릿 등 - 마가린 - 설탕이 들어간 음료: 콜라, 사이다, 주스 등 - 다이어트 음료(인공 감미료)
조금만 먹어야 해	- 탄수화물(당) 함량이 적지 않아서 조심해야 하는 뿌리 채소: 양파, 당근 등 - 통곡물로 퀴노아, 귀리, 현미, 잡곡 등 소량 - 당분이 많지 않은 과일: 딸기, 블루베리, 블랙베리 등
먹어도 괜찮아	- 다크 초콜릿(카카오 90% 이상) - 무가당 플레인 요거트 - 블랙커피나 허브티
꼭 먹어야 하는 음식	- 소고기, 돼지고기, 닭고기 등 - 기름 많은 생선: 연어, 고등어, 정어리, 청어 등 - 코코넛 오일, MCT 오일, 올리브 오일, 들기름, 아보카도 오일 등 - 달걀 - 천연 버터, 자연 발효 치즈 등의 고지방 유제품 - 피칸 너트, 브라질 너트, 마카다미아, 호두, 헤이즐너트, 땅콩, 아몬드 등 - 해바라기씨, 치아씨드, 아마씨 등 - 아보카도 - 얼마든지 섭취가 가능한 다양한 잎채소 - 해조류

참고: DietDoctor.com.

✦ 저탄수화물 다이어트 시 주의 사항

- 탄수화물을 줄이고 지방을 늘릴 때는 그 양을 점진적으로 줄이고 늘리세요. 몸이 적응할 수 있는 시간을 주는 겁니다. 그래야 부작용을 줄일 수 있기 때문이죠.
- 저탄수 다이어트는 체중 감량을 위해 탄수화물의 섭취를 줄이자는 것이지 탄수화물을 아예 먹지 말자는 것은 아닙니다.
- 저탄수화물 다이어트를 한다고 탄수화물을 줄이는 대신 지방은 얼마든지 먹어도 무방하다는 뜻은 아닙니다. 탄수화물을 줄인 만큼만 지방으로 보충한다고 보시면 맞습니다.
- 저탄수화물 다이어트를 시작하기에 앞서 당뇨 또는 고혈압 약을 복용하고 계신다면 전문의의 지도가 필요합니다.
- 임신 중이거나 모유 수유 중일 경우에도 전문의와의 상담이 우선입니다.

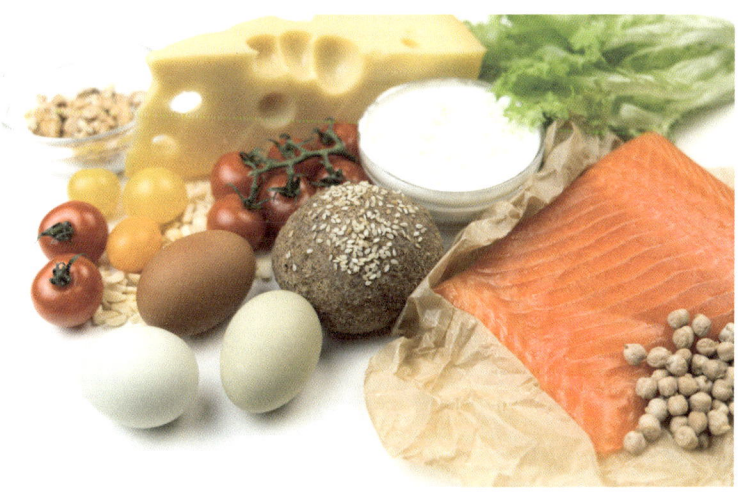

아는 만큼 빠진다!
간헐적 단식, 알면 어렵지 않아

✦ 배고픔과 식욕 다스리기

　다이어트를 시작하기도 전에 '배고플 텐데', '식욕을 어떻게 참지?' 이런 걱정부터 하게 됩니다. 실제 배고픔과 맞닥뜨리기도 전에 배고픔에 대한 걱정이 우리를 지레 겁부터 먹게 하는 거죠. 간헐적 단식을 하는 사람들에게서 발견되는 특징인데요, 사람들은 단식하지 않는 날보다도 오히려 단식하는 날에 음식에 대한 집착이 강해진다고 합니다.[30] 본질적인 배고픔이 아닌 감정으로 비롯된 배고픔 때문인 거죠. 다행스럽게도 이런 배고픔이라면 얼마든지 통제가 가능합니다.

　커피를 마시며 늘 케이크 한 조각을 곁들였다면 커피 냄새와 동시에 케이크 한 조각이 떠오르겠죠. 담배를 피우는 사람은 특정 장소에만 가면 자동적으로 손이 먼저 담배로 간다고 해요. 늘 그곳에서 담배를 피우던 기억 때문입니다. 이 모두 반복된 학습의 결과입니다.

폭식 관련 전문가 미쉘 메이 Michelle May, MD 는 충동적인 폭식에서 벗어나려면 먼저 먹기 전에, 내가 정말 배가 고파서 먹는 건지 아닌지를 스스로에게 물어보라고 조언합니다.[31] '너 정말 배가 고파서 먹고 싶은 거야?' 이런 질문을 스스로에게 던짐으로써 먹고 싶다는 욕구에만 사로잡혀 있던 정신을 몸으로 옮겨와 몸에 집중할 수 있도록 만들어 주는 거죠. 배고픔의 속성을 이해하면 32페이지 참고 습관화된 가짜 배고픔과 식욕을 통제할 수 있고, 원치 않는 습관과 기억과의 연결 고리를 끊는 데도 도움이 됩니다.

✦ 공복 운동이 체중 감량에 효과적인 이유

공복에 하는 운동이 체중 감량에 효과적인 이유는 바로 공복에 증가하는 성장호르몬 human growth hormone 때문입니다.[32-34] 성장호르몬은 인간의 성장 발달에 관여하는데요, 특히 공복일 때 그 수치가 증가해서 대사를 촉진하고 체지방 연소를 활성화시켜 줍니다. 체중 감량에도 도움이 되죠.

공복에 증가하는 성장호르몬의 양과 관련된 연구의 결과입니다.[35] 3일 단식을 했을 때 성장호르몬이 300% 이상 증가했고, 일주일 단식을 했을 때는 무려 1,250%의 증가를 보였다고 해요.『먹고 단식하고 먹어라』[4]의 저자 브래드 필론 Brad Pilon 역시, 공복 운동이 체지방 연소를 활성화하고 근육량을 효과적으로 증가시킬 수 있는 방법이라고 강조합니다. 참고로 그는 보디빌딩 대회와 역기 대회에서 수상한 경력을 보유한 식품 영양학 전문가입니다.

공복 운동이 적합하지 않은 경우도 있으니 반드시 주의가 필요합니다. 공복 운동은 빨리 지친다는 단점이 있지요.[4] 때문에 운동 강도가 높거나 장시간 지속되는 운동이라면 공복 운동으로는 적합하지 않을 수 있습니다. 또, 운동의 성과가 아주 중요한 경우라면 공복엔 피하는 것이 좋겠죠. 공복에 느끼는 피로감의 정도는 개인마다 다를 겁니다. 각자의 컨디션을 살펴서 운동의 강도와 시간을 적절히 조절할 필요가 있겠습니다.

✦ 식후 혈당 잡고 살 빼 주는 식후 걷기

연구 결과로 확인된 식후 걷기의 다이어트 효과와 건강 효과입니다. 한 연구에서 하루 중 아무 때나 30분을 걸었을 때와 하루 3번 아침, 점심, 저녁 식사 직후 10분씩 걸었을 때, 이 둘의 혈당 감소 차이를 비교했습니다.[36] 결과는 하루 3번, 식사 직후 곧바로 10분씩 걸었을 때가 하루 중 아무 때나 30분을 걸었을 때보다 식후 혈당 억제에 있어 보다 효과적인 것으로 나타났습니다. 식후 단 10분 걷는 것만으로도 참가자들의 식후 혈당은 평균 12% 낮아졌고 많게는 22%까지 감소를 보인 참가자도 있었다고 합니다.

그렇다면 식후 걷기는 밥 먹고 언제 시작하는 것이 보다 효과적일까요? 관련 연구에 의하면 식후 혈당은 식사를 시작하고 90분이 되기 전에 이미 최고점에 달한다고 합니다.[37] 아래 그래프에서 볼 수 있듯이 식후 걷기를 하지 않았을 때는 회색 라인 식사를 하고 대략 60, 70분 되었을 때 혈당이 가장 높게 올라갔습니다.[38] 이와는 다르게 식사를 마치고 바로 걷기를 시작했을 때는 적색 라인, 식사를 30분 안에 마치고 걷기 시작 30분 부분에서 상승하던 혈당이 뚝 떨어지는 것을 볼 수 있죠.

밥 먹고 바로 10분 걸어 주는 것만으로 식후에 치솟을 혈당 걱정이 해소된다면 해 볼 만하겠습니다. 특별히 인슐린 저항성, 당뇨, 과체중이 걱정이신 분들에게는 더없이 좋은 방법이죠. 어쩌다 고탄수화물 위주의 식사를 하게 되는 경우에도 식후 걷기를 활용해 보시기 바랍니다. 혈당 스파이크를 막을 수 있습니다.

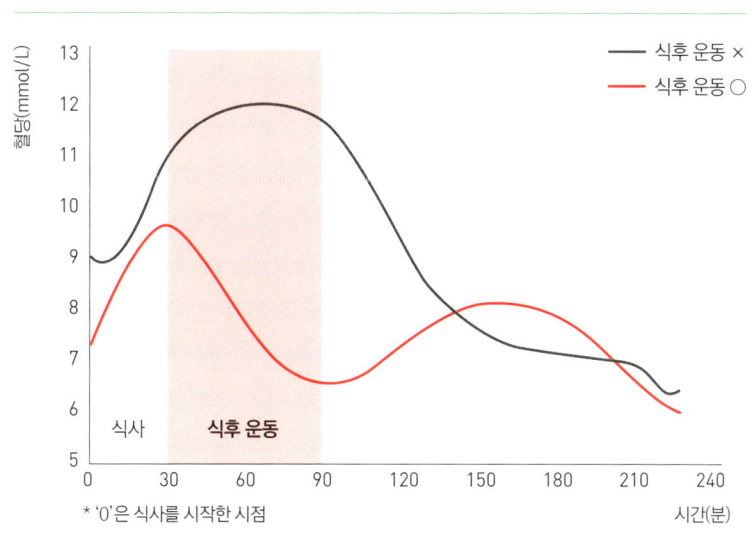

이외에도 식후 걷기의 혜택은 다양합니다. 신진대사를 활발하게 해주고, 혈액순환을 도와주며, 중성지방을 낮춰 주죠. 또, 걷는 것 자체만으로 스트레스 해소에도 도움이 되고 수면의 질도 향상됩니다. 하지만 주의해야 할 점도 있는데요, 식사 직후에 걷는 것이 심장에 충분한 혈액 순환을 방해할 수도 있습니다. 심장 관련 질병이 있는 분들이라면 식사 직후에 걷는 것은 가급적 자제하시는 것이 좋겠죠. 또한 소화 장애가 심각하다면 식후 걷기가 도움되지 않을 수도 있습니다.

✦ 잘 자면 잘 빠진다

잠을 못 자면 식욕을 억제하는 호르몬 렙틴 leptin 은 감소하는 반면 식욕을 증가시키는 호르몬 그렐린 ghrelin 은 증가합니다.[39] 때문에 수면 부족 상태가 길어지면 살이 찌게 되는 거죠.

또, 잠이 부족하면 정크푸드에 더 끌린다는 연구 결과도 있습니다.[40] 5일 동안 하루 4시간의 수면으로 잠이 부족한 남녀 25명을 관찰했습니다. 수면 부족 상태에 있던 참가자들에게 사진으로 건강 음식과 정크푸드를 번갈아 보여주며 그들의 뇌에서 일어나는 변화를 스캔 기능적 자기 공명 영상 Functional magnetic resonance imaging, fMRI 했습니다. 햄버거, 피자, 포테이토칩과 같은 정크푸드의 사진을 보았을 때, 이들의 뇌에서는 중독과 쾌락에 관련된 보상 및 동기부여의 영역인 뇌의 보상센터가 활성화되는 것이 포착되었습니다.

이들이 충분한 수면9시간을 취한 후에도 똑같은 실험을 해 보았는데요. 이때는 같은 정크푸드 사진을 보여줘도 충분한 수면을 취한 이들 뇌의 보상중추는 그전만큼 활성화되지 않았습니다. 잠을 못 잔 날이면 유난히 달고 기름지고, 자극적인 음식에 끌렸던 이유가 있었던 거죠.

잠이 부족한 상태가 되면 신체 활동의 양과 강도 모두 감소합니다.[41] 뿐만 아니라 수면 부족은 인슐린 저항성과도 밀접한 관계가 있어, 잠이 부족하면 인슐린의 혈당 조절 능력도 떨어집니다. 제2형 당뇨의 위험도 커지는 거죠.[42]

밤에 깨어 있으면 뭔가를 먹게 되는데요. 야식이 특별히 다이어트에 좋지 않은 이유는 밤에 먹는 것은 무엇이든 더 쉽게 지방으로 축적되기 때문입니다. 더구나 야식을 건강식으로 먹는 경우는 드물죠. 그러니 잠을 자야 할 시간엔 가능하면 주무세요. 다이어트를 아무리 열심히 해도 잠이 부족하면 그만큼 효과를 보기 어렵습니다.

수면을 돕는 행동 수칙

1 밤에 하는 운동은 수면에 도움이 되지 않습니다. 저녁 7시 이후에 하는 운동은 신진대사를 활성화시켜 수면에 방해가 될 뿐이죠.
2 취침 전 마시는 술은 깊은 잠을 방해합니다. 이뇨작용으로 수면 도중 잠을 깨워 수면의 질이 떨어질 수밖에 없습니다.
3 취침 4시간 전에는 카페인 음료를 마시지 않습니다.
4 저녁 식사가 과하면 수면에 방해가 되죠. 취침 3~4시간 전에는 먹는 것을 자제하세요.
5 지나치게 밝은 조명은 멜라토닌 분비를 억제해요 특히, 형광등이나 LED 조명. 적어도 취침 30분 전에는 다소 어두운 조명으로 바꾸는 것이 수면에는 도움이 됩니다.
6 침실에서 TV를 보거나, 컴퓨터, 태블릿, 스마트폰의 사용을 자제하세요.
7 수면의 질을 향상시키기 위해선 무엇보다도 밤에 자고 아침에 해 뜨면 일어나는 규칙적인 생활 습관이 필요합니다. 이것이 살 빠지는 비결이기도 하죠.

✦ 아침과 저녁, 다이어트에 더 효과적인 때는?

다이어트에서 언제 먹느냐는 무엇을 먹느냐만큼 중요합니다. 같은 양을 먹어도 저녁보다는 아침에 먹는 것이 칼로리 소모가 더 높아서 체중 감량에는 보다 효과적이죠. 한 연구 결과에서도, 12주 동안 아침보다는 저녁을 많이 먹은 그룹이 체중도 더 큰 폭으로 증가했고, 인슐린의 수치 또한 더 높게 나타났습니다.[43]

인간의 생체 시계는 24시간 주기로 맞춰져 있죠. 대사의 효율성도 그에 따라 낮 12시간 동안에는 활성화되고 밤 12시간 동안에는 비활성화됩니다.[44] 오전에 인슐린 민감성이 더 향상되고 저녁에는 오히려 더 많은 인슐린이 분비되죠. 늦은 오후나 저녁 시간보다도 오전이 음식을 먹고 소화시키기에는 더욱 최적화된 시간인 거죠. 때문에 야간 근무로 인해 밤에 먹는 저녁이나 출출해서 먹게 되는 야식의 경우, 섭취 칼로리를 신경 쓴다 해도 비만으로 이어질 가능성이 아주 높습니다.[45-47]

체중 감량을 위해 아침과 저녁 중 선택해야 한다면 아침보다는 저녁을 안 먹는 것이 더 효과적이죠. 하지만 아침에는 시간도 없고 입맛도 없어서 제대로 된 아침을 챙겨 먹지 못하는 사람들이 많습니다. 아예 아침을 거르는 경우도 허다하죠. 이런 경우라면, 아침 대신 점심을 충분히 먹고 저녁은 다소 이른 저녁으로 가볍게 먹는 것이 도움이 되겠습니다.

✦ 먹는 순서만 바꿔도 식후 혈당이 개선된다?

먹는 순서만 바꾸어도 체중 감량에 도움이 됩니다. 똑같은 음식을 순서만 바꾸어 먹어도 식후 혈당 수치가 바뀌기 때문이죠.[48] 식후 혈당은 식품이 가지고 있는 당 함량뿐 아니라 소화에 걸리는 시간과 당의 흡수 속도에도 영향을 받습니다. 따라서 당 함량이 높은 탄수화물의 섭취는 가급적 줄이고, 먹는 음식의 순서를 바꾸어 소화 시간을 지연시키고, 당의 흡수 속도를 늦추면 식후 혈당 상승을 효과적으로 억제할 수 있습니다.

이렇게 드시면 식후 혈당을 낮출 수 있습니다. 먼저 식이 섬유가 풍부한 채소를 먹고, 그 다음으로 단백질과 지방 식품을 위주로 먹고, 마지막으로 탄수화물 순으로 먹습니다.

식이 섬유 ⟶	단백질과 지방 ⟶	탄수화물
나물무침, 야채볶음, 샐러드 등	생선과 육류 요리, 달걀찜, 콩조림, 두부찌개 등	밥, 면류, 빵류, 떡 종류

식이 섬유를 가장 먼저 먹는 이유는, 식이 섬유는 혈당을 거의 자극하지 않기 때문입니다. 식이 섬유가 풍부한 음식과 함께 먹으면 다른 음식의 소화 속도까지 늦춰 주는 효과가 있죠. 그러면 당의 흡수 속도 역시 저하되고요.116페이지 참고. 식후 혈당을 억제하는 데 큰 도움이 됩니다. 우리 밥상에서 흔히 볼 수 있는 나물무침, 채소볶음, 채소 찜, 채소 샐러드, 잎채소 쌈 등이 식이 섬유가 많은 음식에 해당됩니다.

단백질과 지방도 식이 섬유와 비슷하게 소화 흡수가 더디고 포만감이 오래 가는 특징이 있습니다. 탄수화물에 비해 혈당도 거의 자극하지 않죠. 고기나 생선을 탄수화물 먹기 전에 먼저 먹었더니 식후 혈당이 개선되었다는 연구 결과도 있습니다.[49] 단백질과 지방이 많은 식품들로는 생선이나 육류 달걀, 두부, 콩류, 씨앗류, 견과류, 우유, 치즈, 요구르트 등이 있습니다.

우리가 즐겨 먹는 밥이나 면류, 빵이나 떡 종류 등은 혈당을 빠르게 올리는 대표적인 탄수화물 식품들입니다. 그래서 이런 음식들을 먹을 때는 더욱이 요령이 필요하죠. 본격적으로 탄수화물을 먹기 전에 식이 섬유, 단백질, 지방 식품을 섭취하면 탄수화물로 인한 식후 급격한 혈당 상승을 방지할 수 있습니다. 심심하게 조리된 채소무침이나 샐러드, 두부 반찬 또는 생선이나 육류 요리 등으로 식사를 시작하는 거죠. 이런 음식들로 먼저 배를 채우면 자연스럽게 탄수화물의 섭취가 줄어드는 효과도 볼 수 있습니다. 탄수화물의 선택에 있어서도 정제되고 가공된 탄수화물보다는 가급적 식품 본래의 형태를 유지하고 있는 탄수화물을 선택하는 것이 영양면에서도 좋을뿐더러 식이 섬유 함량도 높아 다이어트에도 더 도움이 됩니다.

이거 먹으면 단식 깨나요?

단식 중에 먹어도 괜찮아요

물	자주 충분히 마셔 주세요. 단식 중 충분한 수분 섭취는 매우 중요합니다. 배고픔을 달래는 데도 도움이 되고 신진대사를 촉진해 체중 감량에도 도움이 되죠. 단식 중에는 평소 음식으로 섭취되던 수분의 양까지 고려해서 늘 마시던 물의 양보다 더 늘려야 합니다. 개인마다 차이가 있지만 보통 2리터 이상을 권장합니다.
탄산수	드셔도 괜찮아요. 단, 레몬 맛, 자몽 맛처럼 ○○맛으로 불리는 탄산음료는 인공감미료가 첨가되어 피하는 것이 좋습니다.
녹차	녹차에 들어 있는 폴리페놀의 일종인 카테킨EGCG은 강력한 항산화 작용을 하고 식욕 억제 효과가 있어 단식 중 마시면 단식 유지에 도움이 됩니다. 하지만 카페인을 고려하면 하루 2~3잔 정도가 적당하겠습니다.
블랙커피	커피는 식욕을 억제하는 효과가 있습니다. 또, 커피에 들어 있는 폴리페놀은 지방 연소를 촉진하죠. 하지만 카페인이 들어있으므로 하루 2잔 정도가 적당하겠죠.
허브차	카모마일, 루이보스, 페퍼민트, 자스민, 우롱차 등은 단식 중 허용되는 음료입니다.
식초물	식초는 혈당을 낮추는 데 도움이 됩니다. 단식 중 식초를 물에 희석해서 마시면 배고픔도 달래 주죠 133페이지 참고.
시나몬/계피	항균, 항산화 효과가 있어 음료로 만들어 마시면 포만감을 주고 혈당 조절 효과가 있어 단식 중에도 허용됩니다 137페이지 참고.
생강	혈당 조절 효과가 있어서 인슐린 저항성을 개선하고 체중 감량에 도움이 됩니다. 단식 중 생강 물 또는 생강 차를 마시면 허기를 달래 주는 효과가 있습니다 142페이지 참고.
레몬	식욕을 억제하고, 신진 대사를 촉진합니다. 레몬에 들어 있는 구연산citric acid은 혈당을 낮춰 줘서 다이어트에 도움이 되죠. 레몬즙을 물에 희석한 레몬 음료는 단식 중에 권장되는 음료입니다. 레몬처럼 구연산이 풍부한 라임이나 깔라만시도 같은 효과를 볼 수 있습니다 142페이지 참고.
치아씨드	치아씨드 한 숟가락을 물 한 컵에 넣고 15~20분 지나면 젤을 형성하는데요. 이것을 배고플 때 먹으면 도움이 됩니다. 레몬즙을 첨가해도 좋고요. 한 숟가락12g이면 약 60칼로리가 되지만 당지수가 낮아 단식에 크게 영향을 미치지는 않습니다. 아마씨를 활용해도 좋습니다.

식초, 시나몬, 생강, 레몬은 기호에 맞게 따로 또는 함께 사용해도 좋습니다. 설탕이나 꿀을 넣지 않습니다.

껌	무설탕 껌에 들어있는 감미료의 단맛은 인슐린을 자극합니다. 엄밀하게 단식을 깬다고 할 수 있죠. 그렇다고 다이어트에 지대한 영향을 미치는 정도까지는 아닙니다. 껌을 씹어서 배고픔이 달래지고 단식을 끝까지 마치는 데 도움이 된다면 굳이 마다할 이유는 없겠죠. 득과 실을 따져 보고 결정하시기 바랍니다.
사골 국물	사골국물은 칼로리도 낮고 탄수화물 함량도 낮은 편이지만 단백질을 포함하고 있습니다. 엄밀하게 단식을 깨죠. 24시간 이하의 단식이라면 권하지 않습니다. 하지만 중장기 단식의 경우에는 짧지 않은 단식으로 손실되는 전해질을 보충해 주기 때문에 단식 유지에 도움이 됩니다.
소금	단식으로 올 수 있는 전해질의 불균형 해소에 도움이 됩니다. 천연 소금에 들어 있는 미네랄은 배고픔 완화에 도움이 되고, 신진대사를 활성화시켜 에너지를 높여 주는 역할도 하죠. 하지만 24시간 이하의 단식에서는 소금 섭취가 따로 필요하지는 않습니다. 하루 소금 섭취량은 5g 이하로 티스푼 한 스푼 정도 되죠.

생각해 보시고 결정하세요

방탄 커피	단식 중 방탄커피를 마시면 포만감과 에너지를 줘서 공복 유지에 분명히 도움이 됩니다. 하지만 방탄 커피의 칼로리로 자가포식은 방해받고, 단식도 엄밀하게는 깨진다고 할 수 있는데요. 지방 연소 중인 인체에 방탄커피가 들어오면 외부에서 유입된 에너지 방탄커피를 먼저 사용하게 되므로 체지방 연소는 중단됩니다. 버터와 MCT오일이 들어가는 방탄커피는 만들기에 따라 다르겠지만 한 잔에 대략 300~400칼로리가 되죠. 방탄커피를 장기간 마셨을 때 나타날 수 있는 건강상의 문제점들에 대해서는 아직 제대로 된 연구가 없는 실정입니다. 신중한 선택이 필요합니다.

단식 중엔 피하세요

인공 감미료	사카린saccharin, 아스파탐aspartame, 수크랄로스sucralose와 같은 인공 감미료는 인슐린의 분비를 자극합니다. 안전성에 대한 논쟁이 지속되고 있음을 감안할 때 전문의와 상의된 것이 아니라면 특히 단식 중 인공 감미료의 사용은 주의와 자제가 필요합니다.
단백질 파우더	단식을 깹니다. 탄수화물이 포함된 것도 있고, 당이나 인공 첨가물이 들어 있는 제품들도 많습니다. 성분표를 반드시 확인해 보시기 바랍니다.
한약	대부분 단식을 깹니다.
다이어트 콜라	간헐적 단식을 하는 동안에는 인공 감미료가 들어 있는 음료는 권장하지 않습니다. 다이어트 콜라제로 콕에는 인공 감미료가 들어 있습니다.

✦ 보식: 단식 직후엔 이렇게 드세요

보식은 단식이 끝난 후부터 시작해서 정상적인 식사를 할 수 있을 때까지의 회복 과정을 말합니다. 단식이 길수록 첫 음식의 양은 적어야 하며, 보식의 기간도 비례해서 길어져야 하죠.[50] 예를 들어 3일 단식을 했으면 보식도 3일로, 적은 양으로 시작해서 조금씩 원래 먹던 양으로 늘려 나갑니다. 보식 기간을 어떻게 보내느냐에 따라 단식의 효과가 더 극대화될 수도 있고 반대로 안 하느니만 못한 결과가 될 수도 있죠. 단식의 대가, 닥터 제이슨 펑이 알려주는 보식과 관련된 팁을 소개합니다.[18]

단식 후 첫 음식은 소량으로 시작하자

24시간 이상 단식의 경우, 단식 후 첫 음식은 간식 정도의 소량으로 시작하고, 약 30분에서 한 시간이 지난 후에 제대로 된 식사를 합니다. 먼저 간식 정도로 허기를 달래 주면, 메인 식사를 기다리는 동안 식욕과 배고픔은 한풀 꺾이게 되죠. 단식 후 올 수 있는 과식과 폭식을 피하는 데 도움이 됩니다. 또 공복이었던 장기가 소량의 음식에 이미 적응된 상태이므로 메인 식사를 했을 때 소화의 부담을 덜 수 있죠.

보식은 미리 준비한다!

배가 고픈 상태로는 마트에 쇼핑 가지 말라고 하죠. 단식 후도 마찬가지입니다. 단식이 끝난 직후 식욕 조절이 어려운 상태에서 아무런 대책 없이 냉장고 문을 열면, 그 다음은 말 안 해도 알 만하죠. 눈에 보이는 대로 먹다 보면 과식과 폭식으로 이어지기 쉽습니다. 과식과 폭식은 공복이던 장기에는 엄청난 스트레스가 되죠. 예상 가능한 사고는 사전 준비로 예방할 수 있습니다. 미리 준비하는 보식으로 원치 않는 과식과 폭식을 피해 갈 수 있습니다. 그뿐인가요, 잘 준비된 보식은 단식의 효과도 높여 주죠.

첫 보식은 혈당을 올리지 않는 음식이 포인트!

과체중, 인슐린 저항성, 당뇨 등이 단식을 하는 이유라면 혈당 관리가 관건이죠. 첫 보식은 가능한 혈당을 자극하지 않는 식품들이어야 합니다. 예로 견과류, 샐러드(생 채소이거나 데치거나 삶은 시금치, 브로콜리, 콜리플라워, 양배추 등), 아보카도, 두부, 채소가 들어간 오믈렛, 채소 국 또는 스프, 고기 스프나 사골 국물도 좋고요. 인스턴트, 가공 식품은 피하셔야 합니다. 인공 감미료의 사용도 자제합니다. 단식 시간이 24시간 이하라면 평소 먹던 식단에서 탄수화물의 양을 줄인 저탄수화물 식단도 첫 식사로 괜찮습니다.

천천히 오래 씹어 먹자

천천히 꼭꼭 씹어 먹어야 소화가 잘 되고 그래야 공복이었던 소화 기관에 무리가 가지 않습니다. 소화가 잘 되는 죽이나 미음이 보식으로 어떠냐는 질문을 자주 받는데요. 탄수화물이 주 재료인 죽과 미음은 소화 흡수가 빨라 그만큼 빠르게 혈당을 올리죠. 일반 환자들의 빠른 기력 회복에는 도움이 됩니다. 그러나 간헐적 단식의 보식으로는 적합하지 않죠.

충분한 수분 보충!

　수분 섭취는 필수입니다. 단식할 때뿐만 아니라 단식이 끝난 후에도 물을 자주 충분히 마셔 주는 것은 매우 중요합니다 약 2리터 이상. 충분한 수분 섭취로 신진대사가 활성화되죠. 단식 후 식욕 조절이 어렵다면 물병을 가지고 다니면서 수시로 마셔 주세요. 물은 식욕을 다스려 주는 효과도 있습니다.

✦ 단식 중 저혈당, 알고 대처하기

　단식 중 일어날 수도 있는 저혈당 hypoglycemia 의 증상과 대처법을 알면 단식이 안전해집니다. 저혈당은 대체로 혈당이 50mg/dL 이하로 떨어졌을 때를 말하죠. 정상 혈당은 공복 시 100mg/dL 미만이고, 식사를 끝내고 2시간 후의 혈당은 140mg/dL를 넘지 않습니다.

저혈당	정상 혈당	
	공복	식사 2시간 후
50mg/dL 이하	70~100mg/dL	90~140mg/dL

출처: 대한당뇨병학회

저혈당의 원인은 다양합니다. 혈당 강하제나 인슐린을 투약하면서 단식이나 소식을 해서일 수도 있고, 장기 단식이 원인이 되기도 하죠. 단식 중에 하는 강도 높은 운동이 저혈당을 초래하기도 합니다.

저혈당의 증상은[51] 처음에는 배고픔으로 시작되지만, 점점 기운이 없는 듯하고 식은 땀에 온몸이 떨리기도 하며, 두통을 유발하기도 합니다. 불안하고 예민해지고 심장박동이 빨라지고 입술 주위나 손끝이 저리는 듯한 느낌도 듭니다. 심하면 쇼크에 정신을 잃을 수도 있고요. 이런 증상들은 매우 빠르게 일어날 수 있고 대처가 늦어지면 사망으로까지 이어질 수도 있으니 단식 중, 저혈당 증상이 느껴지면 바로 응급조치가 필요합니다. 이럴 때, 혈당 측정기가 곁에 있다면 바로 확인해 볼 수 있어 유용하겠죠.

단식 중에 저혈당 증상이 나타나면 신속하게 15~20g 정도의 당을 섭취합니다. 흡수가 빠른 음료의 형태가 도움이 되죠. 설탕 한 숟가락을 녹인 물 한 컵도 좋고, 설탕이 들어간 주스나 콜라 한두 잔도 좋습니다. 여의치 않다면 설탕이나 사탕을 바로 먹는 것도 도움이 되고요. 단, 의식이 없는 상태라면 절대로 아무것도 먹여서는 안 됩니다. 저혈당 증상이 있을 때는 휴식을 취하고, 휴식을 취해도 증상들이 사라지지 않는다면 신속하게 전문의에게 도움을 청해야 합니다.

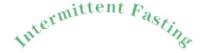

도대체 뭘 믿어야 해?
간헐적 단식 바로 알기

09

✦ 단식하면 폭식한다?

코로나19가 확산되던 초기에 먹을 것이 부족할지도 모른다는 공포는 사재기를 불러 일으켰죠. 하지만 이 사재기는 언제든지 원하면 구할 수 있다는 것을 비로소 깨닫게 되었을 때 바로 멈췄습니다. 우리 몸도 이와 다르지 않아 간헐적 단식 초기에는 음식이 언제 또 끊길지 모르니 먹을 수 있을 때 무조건 더 먹으려 하는 경향이 있습니다. 하지만 단식을 해도 단식하지 않은 시간에는 음식이 규칙적으로 공급된다는 것을 알게 되면 음식에 대한 과도한 집착도 사라지죠.

36시간 단식을 끝낸 건강한 성인 남녀 24명의 식욕과 섭취 칼로리는 약 20%의 증가를 보였습니다.[52] 하지만 이런 현상은 이틀 안에 다시 원래의 수준으로 돌아왔죠. 이처럼 간헐적 단식을 시작하고 시간이 지남에 따라 식욕이 오히려 감소했다는 연구 결과들 역시 어렵지

않게 찾아 볼 수 있습니다.[53, 54]

　단식은 폭식을 부른다고 우려를 나타내는 분들도 적지 않은데요. 사실, 우리 모두는 매일 아침 단식으로부터 깨어납니다. 그렇다고 모두가 아침부터 폭식을 하지는 않죠. 이미 아침 공복에 익숙해져 있기 때문입니다. 간헐적 단식을 시작하고 공복에 익숙해지기까지는 음식에 대한 갈망이 커질 수도 있습니다. 하지만 이런 증상들은 연구 논문들이 말해 주듯 시간이 지나면서 사그라들죠. 마음도 몸도 시간과 함께 공복에 익숙해지게 됩니다.

　혹시라도 단식이 매번 폭식으로 이어진다면 무엇보다도 식이 장애를 의심해 볼 필요가 있겠습니다. 단식이 성향에 맞지 않아서일 수도 있고요. 간헐적 단식이 누구에게나 최고의 다이어트 방법일 수는 없습니다. 그런 경우라면 다른 다이어트 방법을 고려해 봐야겠습니다.

✦ 간헐적 단식하면 뭐든지 양껏 먹어도 될까?

　간헐적 단식은 굳이 칼로리를 따지지 않습니다. 먹는 음식의 종류나 양을 제한하는 규칙 같은 것도 없고요. 그렇다고 해서 건강하지 않은 음식들을 무한정으로 먹어도 된다는 뜻은 아니죠.

　간헐적 단식을 하면 먹고 싶은 대로 먹고 싶은 만큼 다 먹어도 된다는 말을 믿고 실제로 그렇게 했더니 체중이 감소했다는 사람들도 있습니다. 예로 하루 세 끼도 모자라서 피자, 햄버거, 케이크, 과자, 설탕

음료 등을 달고 살던 사람이 간헐적 단식을 시작했다고 가정해 보죠. 평소 하루 12시간 이상 내내 먹던 것을 16:8을 시작하고는 8시간 동안만 먹기로 했습니다. 음식의 종류와 양은 전과 다름없이 정크푸드로 먹고 싶은 만큼 먹고요. 이런 경우라면 먹고 싶은 음식 제한 없이 먹고 싶은 만큼 먹고도 체중 감량이 일어날 수 있습니다.

그 이유는, 전과 비교해 늘어난 공복 시간 때문이죠. 또, 먹는 시간이 12시간에서 8시간으로 줄어들면서 자연스럽게 섭취량도 감소했을 거고요. 단편적으로 먹는 것만 보면 '간헐적 단식은 저렇게 먹어도 살이 빠지는구나'하겠지만 이전의 상황을 함께 놓고 보면 이해가 가는 상황입니다.

하지만 이런 감량은 반짝 효과로 오래가지 못합니다. 정크푸드로 폭식과 과식하는 식습관으로는 아무리 간헐적 단식을 한다고 해도 다이어트에 성공할 수 없죠. 어떤 다이어트를 하든 장기적으로 체중 감량에 성공하고 싶다면 이 두 가지는 기본입니다. 하나는 건강식 위주로 먹어야 한다는 것이고 다른 하나는 과식과 폭식은 자제해야 한다는 것입니다.

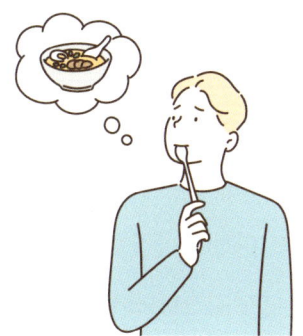

✦ 아침 안 먹으면 살찐다고?

아침은 하루 세 끼 중 가장 중요한 식사로 아침을 먹어야만 건강하고 살도 안 찐다고 오랫동안 굳게 믿어왔습니다. 하지만 최근 발표되는 연구 결과들은 이 믿음에 반론을 제기합니다.

아침 식사가 신진대사를 향상시켜서 체중 감량에 도움이 된다?

신진대사에서 중요한 것은 먹는 시간이나 횟수가 아니라 하루에 소비되는 총 칼로리입니다. 하루 섭취 칼로리가 동일하게 유지될 때, 아침 식사를 했을 때와 하지 않았을 때, 이 두 경우 하루 총 소비 칼로리에는 차이가 나지 않았다는 연구 결과가 있습니다.[55] 아침을 먹는 것이 신진대사를 향상시켜 체중 감량에 더 효과적이라는 것이 맞다면 아침을 먹었을 때가 먹지 않았을 때보다 하루 총 소비 칼로리가 더 높게 나타났어야 하는 거죠. 이런 저런 사정으로 아침을 챙기기 어렵다면 점심을 아침처럼 드셔도 괜찮습니다.

아침을 굶으면 더 많이 먹게 되어서 살이 찌게 된다?

아침 식사를 건너 뛰면 배고픔으로 점심에 더 많이 먹게 될 수도 있습니다. 하지만 아침을 안 먹던 사람은 이미 적응이 돼서 나중에는 배가 아예 안 고플 수도 있고 또, 원래 아침에 배가 안 고픈 사람들도 있을 수 있죠. 이처럼 아침을 안 먹는다고 무조건 점심에 더 먹게 되는 것만은 아니지 싶습니다. 예외가 있을 수 있다는 거죠.

한 연구 논문에서 확인된 내용을 보더라도, 하루 세 끼를 다 챙겨 먹었을 때보다 아침을 먹지 않고 점심과 저녁만을 먹었을 때가 오히려 하루 총 섭취 칼로리는 최대 400칼로리까지 감소했습니다.[56] 실제로 두 끼에 먹는 칼로리가 세 끼에 걸쳐 먹는 칼로리보다 더 많기는 쉽지 않다는 것을 알 수 있습니다. 이 연구의 결과는 다른 연구 논문들의 결과를 통해서도 입증이 되고 있습니다.[57, 58]

아침을 굶으면 건강에 해롭다?

먹지 않아 공복 상태가 유지되면 세포에서는 자가포식autophagy이 활성화됩니다. 간헐적 단식의 다양한 건강 혜택 역시 공복에 일어나는 자가포식에 있는데요, 간헐적 단식으로 얻게 되는 건강 이점들은 다음과 같습니다. 먼저, 인슐린 민감성이 향상되고 인슐린 저항성이 개선됩니다. 때문에 비만의 예방과 개선 효과가 있죠. 자가포식의 활성화로 노화 방지에 수명 연장까지, 그리고 항산화 효과, 세포 내 염증 감소, 인지 기능 향상입니다. 여기에 알츠하이머, 제2형 당뇨병, 특정 암, 심혈관계 질환의 예방과 치료에도 도움이 되는 것으로 알려져

이런 경우라면 아침을 먹지 않아도 괜찮아요!

1 아침에 일어나 배가 고프지 않다면 억지로 먹을 필요는 없습니다. 점심을 충분히 먹고 저녁은 이른 저녁으로 다소 가볍게 먹는 것을 추천합니다.
2 시간이 없다는 이유로 아침 식사로 정제 탄수화물, 설탕과 인공감미료로 맛을 낸 가공식품 위주로 먹고 있다면 차라리 굶는 것이 건강에도 다이어트에도 도움이 됩니다.

있습니다. 이미 다수의 연구 논문들을 통해 거듭 확인된 간헐적 단식의 건강 효과입니다.[59, 60] 아침을 굶으면 건강에 해롭다고만 보는 의견과는 사뭇 다르죠?

'아침 드셨어요?', '식사하셨나요?' 이런 인사를 주고받던 옛 어른들이 살던 시대에는 그만큼 먹을 것이 귀해서 서로의 식사 여부를 묻는 것이 중요했고 신체 활동량이 많아서 먹어야 일을 할 수 있는 그런 시절이었습니다. 아침은 왕처럼 먹어야 한다고 하지만 요즘 세상에 아침을 왕처럼 먹을 수 있는 사람들이 얼마나 될까요? 세상이 변했고 삶의 패턴이 달라졌기에 이 말의 옳고 그름을 따지는 것 자체가 큰 의미가 없어 보입니다.

아침을 뜻하는 'breakfast'는 'fast 단식'와 'break 깨다'의 합성어로 단식을 깨는 첫 식사를 의미합니다. 어제 저녁 식사 이후로 지속된 단식을 깨는 첫 식사가 점심이라면 내게는 점심이 'breakfast'가 되는 거죠. 아침을 먹고 안 먹고는 개인의 상황에 따라 연령, 건강, 성향, 식이 습관, 신체 활동량 등을 고려하여 결정해야 할 개인의 선택이라고 봅니다.

이런 경우라면 아침을 먹는 것이 좋습니다.

1 아침에 일어나면서부터 배가 고프다.
2 하루 신체 활동량이 많은 편이다.
3 소화 기능이 좋지 않은 노약자이거나, 임산부, 수유 중이거나, 어린이, 청소년, 공부하는 수험생이라면 아침을 꼭 챙겨 먹는 것이 좋습니다.

✦ 먹는 횟수: 살을 빼려면 조금씩 자주 먹어야 한다?

 조금씩 자주 먹는 것과 먹는 횟수는 줄이는 대신 먹을 때는 충분히 먹는 것, 체중 감량에는 어떤 것이 더 도움이 될까요? 아침 밥을 먹고 안 먹고의 문제만큼이나 이에 대한 의견은 분분합니다. 이해를 돕고자 이와 관련된 연구 논문들을 살펴보았습니다.

조금씩 자주 먹어야 살이 더 잘 빠진다고?

 체중 감량을 목적으로 동일한 조건에서 한 그룹은 하루 3번에 나누어 먹었고, 다른 한 그룹은 하루 6번에 걸쳐 나누어 먹었습니다.[61] 8주 후 이 두 그룹 사이의 체중 감량 차이는 어땠을까요? 결과는 '차이 없음'이었습니다.

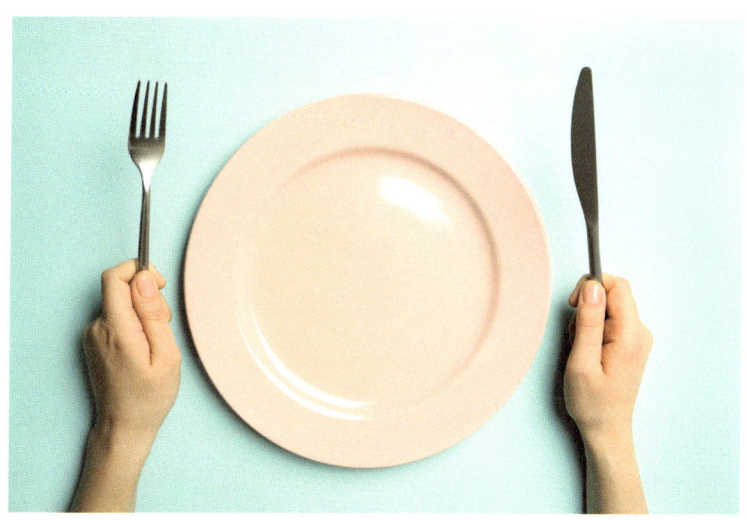

먹는 횟수가 많을수록 오히려 비만일 확률도 높다는 연구 결과도 찾아볼 수 있습니다.[62] 남녀 약 20,000명을 대상으로 한 이 연구에서는 하루에 5회 이상을 먹었을 때와 3회 이하로 먹었을 때를 비교했습니다. 결과는 하루 5회 이상을 먹었을 때가 3회 이하로 먹었을 때보다 체중과 복부 비만 모두 약 1.5배 더 높게 나타났다고 하네요.

자주 먹는 소식으로 배고픔을 줄일 수 있을까?

똑같은 양의 음식을 6회와 3회로 각각 나누어 먹었을 때, 3회에 걸쳐 나누어 먹었을 때가 6회로 나누어 먹었을 때보다 더 효과적으로 배고픔을 줄여 준다는 연구 결과도 있습니다.[63] 일반적으로 먹는 횟수를 줄이면 배고픔으로 폭식을 하기 쉽다고 믿고 있는데요, 자주 먹는 소식이 배고픔을 줄여 줄 수 있는지의 여부에 관해서 다수의 연구 논문들의 결과는 '그렇다'와 '그렇지 않다'로 양분되어 있는 것이 사실입니다.

자주 먹는 소식이 배고픔을 줄여 줄 수 있다고 주장하기에는 아직 이것을 뒷받침할 근거가 부족합니다.

포만감 없는 소식, 매번 지킬 수 있겠어?

소량의 음식으로는 포만감을 느낄 수 없죠. 소식이 습관되지 않았다면 먹을 때마다 만족스럽지 않아 번번이 과식의 충동에 시달리기 쉽습니다. 음식 앞에서 충동을 이길 수 없다면 차라리 음식 근처에 가는 기회를 줄이는 것이 방법이 될 수 있을 거예요. 전문가의 엄격한 관리 감독 하에 진행하는 다이어트가 아니라면, 매번 소량의 음식으로 자주 먹는 것은 강한 의지를 필요로 하므로 혼자서는 지키기가 어렵다는 단점이 있죠.

하루에 몇 끼를 먹을지는 각자의 건강, 성향, 생활 패턴 등이 고려되어 결정되어야 합니다. 소식으로 여러 번 나누어서 먹는 것이 성향에도 잘 맞아 지속하는 데 어려움이 없고 허기 조절에도 도움이 되고 또, 실천해 보니 건강에도 도움이 된다면 주저할 이유가 없는 거죠.

반대로 소량으로 자주 먹는 것보다 다소 충분한 양으로 하루 한 끼나 두 끼로 먹는 것이 속도 편하고 배고픔도 덜 느끼고 생활 패턴과도 잘 맞아서 도움이 된다면 이 방법이 나에게 맞는 방법입니다. 특정 다이어트 방법을 그저 따라하기보다는 꼼꼼히 따져 보고 나와 잘 맞아서 꾸준히 지속할 수 있는, 나에게 적합한 방법을 찾아 시도해 보시기 바랍니다.

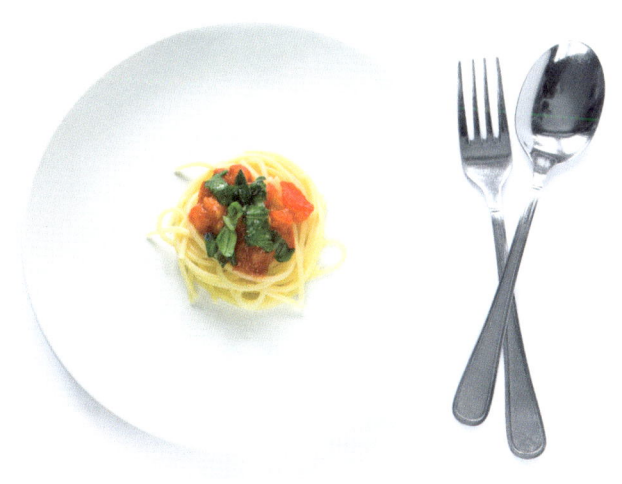

✦ 다이어트의 적은 탄수화물? 지방?

과거 수세기 동안 우리는 지방을 다이어트의 적이라 여겨 왔습니다. 그런데 언제부턴가 탄수화물이 지방 대신 다이어트의 적으로 지목되기 시작하면서 지방은 그 누명을 벗은 듯합니다. 이제 탄수화물은 살이 찌니 아예 먹지 않아도 된다고 하죠. 그리고 지방은 살이 찌지 않으니 얼마든지 먹어도 된다고 '고지방'을 강조합니다. 그런데 정말 그럴까요?

탄수화물이라고 해서 다 나쁜 탄수화물만 있는 것은 아닙니다. 설탕이나 정제 탄수화물처럼 영양가는 없으면서 혈당을 급격히 올리는 나쁜 탄수화물이 있는가 하면 각종 미네랄과 식이 섬유가 풍부한 통곡물처럼 먹어도 혈당을 서서히 올려서 식욕 조절에도 도움이 되는

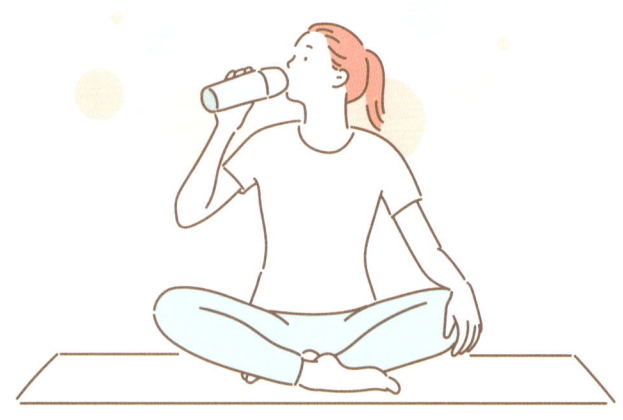

좋은 탄수화물도 있죠. 불포화 지방처럼 꼭 필요한 지방만 있는 것은 아닙니다. 트랜스 지방처럼 해로워서 아예 먹지 말아야 하는 나쁜 지방도 있습니다125페이지 참고. 사실 문제는 무언가 하나를 먹고 안 먹고가 아니라 무엇을 얼마나 어떻게 먹는지, 그것을 먹는 우리에게 달려있는 거죠.

비만의 근본적인 원인은 무시한 채로 탄수화물 또는 지방, 어느 것 하나를 먹고 안 먹는다고 비만이 해결되지는 않습니다. 무엇보다도 필수 영양소인 탄수화물과 지방, 어느 것 하나를 극단적으로 제한하거나 제한 없이 더 먹는 방법으로는 설사 체중 감량에 성공을 한다 해도 장기적으로 건강에 어떤 불이익이 초래될지는 아무도 모르는 일이죠.

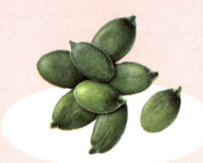

01 내가 먹는 것들이 내가 된다

02 무엇을 어떻게 먹어야 할까?

03 당지수 확인하고 살 안 찌게 골라 먹자

04 살 빠지는 음료

05 살 빠지는 조리법

06 나에게 꼭 맞는 다이어트 맞춤 처방

07 감량한 체중 유지: 다시 찌고 싶지 않아

08 다시 찌지 않으려면

다시 찌고 싶지 않아:
무엇을 어떻게 먹지?

Intermittent Fasting

03

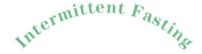

내가 먹는 것들이
내가 된다

'이제 무슨 낙으로 사나?' 정크푸드에 입맛이 길들여진 친구들에게 입맛을 바꿔야 한다고 하면 자주 듣게 되는 말입니다. 이런 음식들이야말로 우리의 건강과 삶을 갉아먹고 있는 주범인데도 말이죠. 내가 먹는 음식들이 곧 내가 된다고 합니다. 이 말처럼 내가 먹고 있는 음식들을 보면 내가 보이죠. 먹는 음식들만 봐도 비만인지 아닌지는 어렵지 않게 알 수 있습니다.

잘못된 식습관인 걸 알면서도 바꾸기 어렵다 보니 주저앉게 됩니다. 이것저것 해 봤자 괜히 요요만 부르게 될 뿐이라고 체념하죠. 맞습니다. 쉽지 않죠. 그런데요, 이렇게 생각해 보면 어떨까요? 입맛을 바꾸는 것 못지 않게 담배를 끊는 것 역시 어렵습니다. 그렇다고 아무도 담배를 그냥 피우라고 하지는 않죠.

혹시라도 병에 걸리지 않을까 하는 걱정에 적지 않은 돈을 매달 보험료로 지출합니다. 하지만 식습관과 입맛을 바꾸면 질병 자체를 예

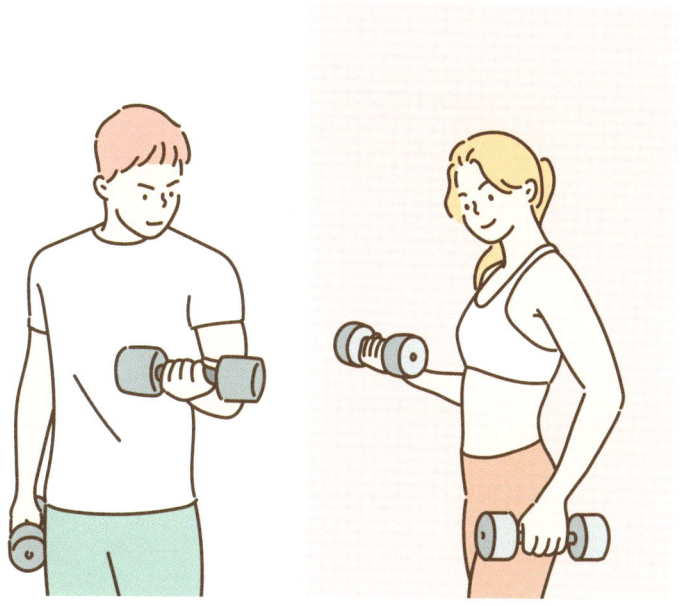

방할 수 있죠. 평생 짐만 같은 다이어트도 내려놓고 살 수 있고요. 어려운 만큼 바꾸면 그 이상의 보답이 있습니다.

'음식으로 못 고치는 병은 의사도 고치지 못한다'는 히포크라테스의 말은 우리가 먹는 음식의 중요성을 일깨워 줍니다. 비만 역시 음식이 바로잡히지 않으면 해결될 수 없는 문제죠. 변화를 원하신다면 우리집 냉장고 문을 열고 나와 내 가족이 먹고 있는 음식들을 살펴보시기 바랍니다. 우리들의 소중한 몸은 훨씬 더 좋은 음식을 먹을 자격이 충분합니다.

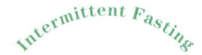

무엇을 어떻게 먹어야 할까?

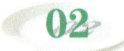

✦ 탄수화물

'2015년 한국인의 영양소 섭취 기준'에 의하면 일반 성인의 경우, 하루 적정 탄수화물 섭취량은 총 열량의 55~65%를 차지합니다.[1] 하루 2,000칼로리가 필요한 성인이라면 하루 탄수화물의 섭취량은 275~325g이 되죠. 여기서 275g, 325g은 식품 자체의 무게가 아니고 식품에 포함된 순수 탄수화물의 양을 말합니다. 예로, 쌀밥 한 공기 200g에 들어있는 탄수화물 양은 약 65g입니다.

탄수화물은 필수 영양소로 우리 몸의 주 에너지원입니다. 없어서는 안 될 영양소이죠. 탄수화물의 섭취량을 줄이면 효과적인 체중 감량을 유도할 수 있습니다. 하지만 그렇다고 안 먹어도 그만인 영양소는 아니므로 탄수화물을 먹어서 살이 찐다면 양만 줄이기보다는 먹고 있는 탄수화물의 종류, 먹는 방법 등을 고민해 봐야 합니다. 다음은 탄

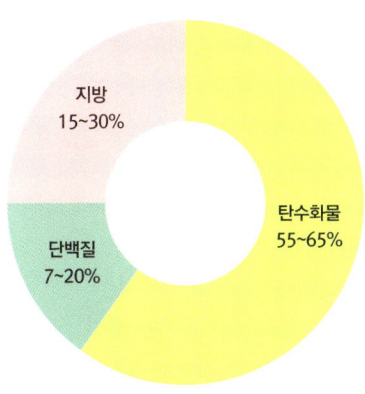

에너지 적정 비율

한국인의 하루 섭취 에너지 적정 비율은 탄수화물 55~65%, 단백질 7~20%, 지방 15~30% 입니다.

출처: 보건복지부, 2015년 한국인 영양소 섭취 기준

수화물을 먹을 때 가장 주의해야 할 3가지입니다.

섭취량

탄수화물 때문에 살이 찌는 것이 아니라 탄수화물을 과잉 섭취하기 때문에 살이 찌는 겁니다. 탄수화물 과잉 섭취로 쌓이는 잉여 포도당은 지방으로 전환되어 축적되죠. 요즘 흔하디 흔한 탄수화물 중독증이야말로 비만의 주범입니다. 특별히 신체 활동량이 많지 않다면 탄수화물을 하루 섭취 권장량 이하로 줄이는 것이 바람직합니다.

종류

어떤 탄수화물을 먹느냐에 따라 체중 감량에는 큰 차이가 있습니다. 같은 탄수화물이어도 어떤 건 혈당을 더 올리기도, 덜 올리기도 하니까요. 혈당을 빨리 올리고 더 먹고 싶게 만드는 나쁜 탄수화물, 흰 밀가루로 된 면류, 케이크, 빵, 도너츠, 과자 등이죠. 이런 나쁜 탄수화물 대신에 혈당을 서서히 올리고 포만감을 오래가게 하는 좋은 탄수화물을 먹습니다. 잡곡밥, 현미밥, 통밀빵, 감자, 고구마 등이 해당되죠.

먹는 순서

식이 섬유가 풍부한 음식으로 시작해서 단백질과 지방을 먹고 그 다음으로

탄수화물중독 자가진단 체크리스트

다음 항목 중 3개 이상일 경우 중독 가능성, 4~6개는 중독 위험성, 7개 이상이면 중독을 의심해 봐야 합니다.

- ☐ 아침에 밥보다 빵을 주로 먹는다.
- ☐ 오후 3~4시쯤이면 집중력이 떨어지고 배고픔을 느낀다.
- ☐ 밥을 먹는 게 귀찮게 느껴질 때가 있다.
- ☐ 주위에 항상 초콜릿이나 과자 같은 간식이 있다.
- ☐ 방금 밥을 먹었는데도 허기가 가시지 않는다.
- ☐ 잠들기 전에 야식을 먹지 않으면 잠이 오지 않는다.
- ☐ 식이요법을 3일 이상 해 본 적이 없다.
- ☐ 단 음식은 상상만 해도 먹고 싶어 진다.
- ☐ 배가 부르고 속이 더부룩해도 자꾸만 먹게 된다.
- ☐ 음식을 방금 먹은 후에도 만족스럽지 않다.

출처: 건강보험심사평가원

탄수화물 순으로 먹습니다89페이지 참고. 이 순서는 소화 시간을 지연시키고 당의 흡수 속도를 늦춰서 식후 혈당 억제에 효과적입니다. 같은 양을 먹어도 살이 덜 찌게 되는 거죠.

정제 탄수화물

영양가는 없으면서 칼로리만 높은 정제 탄수화물은 나쁜 탄수화물입니다. 도정되고 정제되는 과정에서 장내 유익한 식이 섬유나 필수 비타민과 미네랄은 제거되고 거의 남아 있지 않죠. 대표적으로, 쌀밥, 흰 밀가루로 된 국수, 빵, 떡, 케이크, 과자, 달달한 탄산음료 등이 해당됩니다.

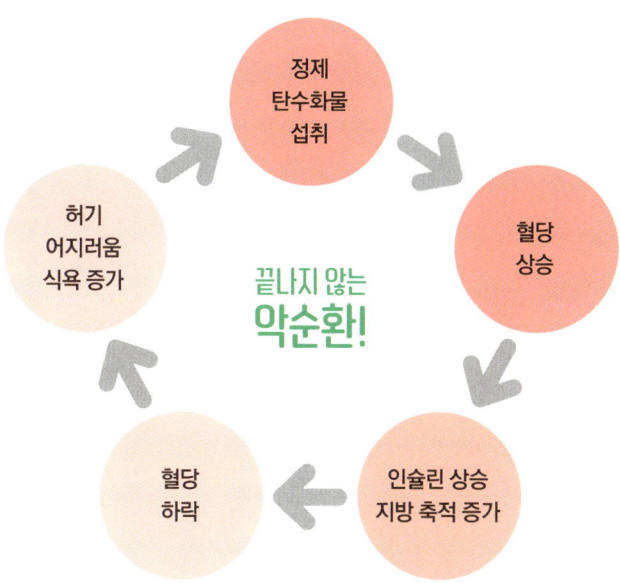

정제된 음식일수록 소화 흡수가 빨라 정제 탄수화물로 된 음식을 먹으면 혈당이 아주 빠르게 증가하죠115페이지 차트 참고. 급격한 혈당 상승은 인슐린 분비를 자극하고, 고혈당을 해결하기 위해 과도한 인슐린이 분비됩니다. 세포 안으로 넘쳐나는 혈중 포도당을 넣어 주는 방법으로 인슐린은 고혈당을 저혈당으로 떨어뜨리죠. 이때, 인슐린에 의해 세포로 유입된 포도당은 에너지원으로 사용될 기회도 없이 대부분 지방으로 축적됩니다. 체중 증가의 원인이죠. 고혈당에서 저혈당으로 떨어지면 또 다시 밀려오는 배고픔으로 무엇보다도 정제 탄수화물에 대한 갈망이 커집니다. 식은땀에 어지러움까지 느껴지면 참을 수 없어 다시 먹을 걸 찾게 되죠. 먹고 나면 다시 혈당이 올라가고 인슐린이 분비되고, 지방 축적은 활성화되고, 고혈당에서 저혈당으로, 다시 배가 고파지고 또 먹게 되고... 이런 과정이 계속 반복됩니다. 악순환의 연속이죠.

어느 다이어트 방법보다도 체중 감량에 있어 확실한 방법은 정제 탄수화물의 섭취를 줄이는 것입니다. 간단해 보이지만 생각만큼 쉽지 않고, 쉽지 않은 만큼 그 효과는 우리가 상상하는 것 이상이죠.

식이 섬유

밥상에서 식이 섬유의 비중만 늘려도 체중 감량을 촉진할 수 있습니다. 식이 섬유는 '0 zero' 칼로리로 다른 음식과 함께 먹으면 소화 시간을 늦추고 당의 흡수를 지연시켜 혈당과 인슐린의 급격한 상승을 방지할 수 있죠. 포만감도 오래가고 식욕 조절도 돼서 식이 섬유만 잘

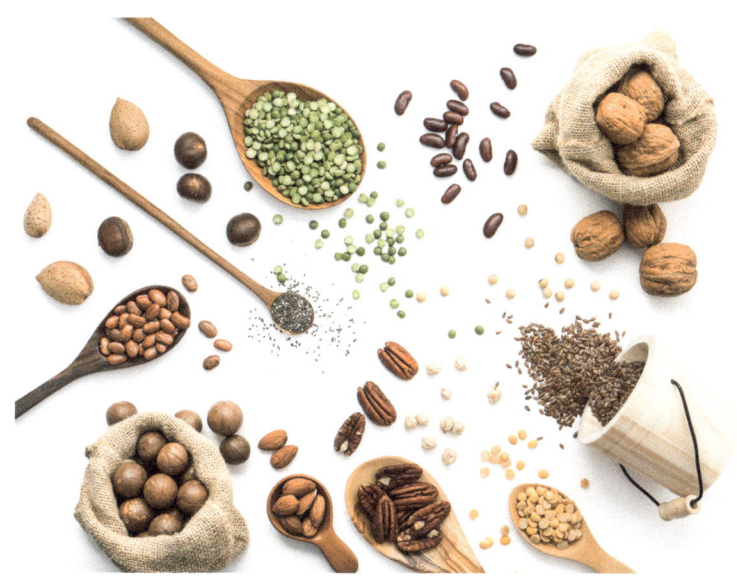

챙겨 먹어도 체중 감량 효과를 볼 수 있습니다. 그뿐만이 아니죠, 충분한 식이 섬유 섭취는 당뇨 예방과 개선에도 도움이 됩니다.

  식이 섬유가 많이 들어있는 식품들로는 채소류, 과일류, 통곡류, 씨앗류, 견과류, 버섯류, 해조류 등이 있습니다. '2015 한국인 영양소 섭취 기준'에 의하면 한국인 하루 식이 섬유 권장 섭취량은 남자 25g, 여자 20g입니다.12세이상 연령층.[1]

식이 섬유, 정말 살이 빠질까?

연구 논문들로 입증된 식이 섬유의 체중 감량 효과

- **체중, 혈압, 인슐린 민감성** 대사증후군 고혈압, 고혈당, 고콜레스테롤, 과체중 이 있는 참가자들의 하루 식이 섬유 섭취량을 평균 19g으로 늘린 것만으로도 체중과 혈압이 감소했으며 인슐린 민감성이 향상되었습니다.[2]
- **복부지방** 한 연구에서 하루 수용성 식이 섬유 섭취량을 10g 늘렸더니 복부 지방 증가의 위험이 3.7% 감소했습니다.[3]
- **식욕 억제 효과** 과체중 또는 비만인 폐경 후 여성 35명을 상대로 한 실험에서는 수용성 식이 섬유가 식욕을 촉진하는 호르몬 그렐린의 수치를 감소시키는 것으로 나타났습니다.[4]

식이 섬유 섭취량 늘리는 팁!
가급적 정제 또는 가공되기 전 식품 본래의 형태를 그대로 유지하고 있는 채로 먹습니다.

- 흰쌀밥 대신 통곡물로 현미나 귀리, 보리, 콩 등을 넣고 지은 밥으로 먹기
- 흰 밀가루 빵 대신 통밀, 통곡물 빵 먹기
- 시리얼도 통밀, 현미, 귀리 등 통곡물 함량이 높은 제품으로 구입 식품 성분표를 확인할 때 식이 섬유 함량도 꼭 확인합니다
- 시리얼에 견과류 또는 씨앗류 첨가하기
- **과일과 채소 껍질째 먹기** 과일, 채소의 껍질에는 영양소와 식이 섬유 모두 아주 많습니다. 껍질을 버리고 먹는 것은 식이 섬유를 포함해서 영양소의 반을 버리는 것이라고 해도 과언이 아니죠. 참고로, 특히 껍질에 많이 들어 있는 파이토케미컬 phytochemical 은 우리 몸에서 항산화 작용을 해서 노화를 막아 주고 건강을 유지시켜 줍니다.
- 반찬으로 식이 섬유 풍부한 채소 활용하기 양배추, 브로콜리, 콩나물, 아욱, 버섯류, 해조류 등
- **치아씨드 활용하기** 치아씨드 1숟가락에는 약 5g의 식이 섬유가 포함되어 있습니다. 밥이나 나물무침에, 샐러드 또는 무가당 요거트에 한 숟가락씩 뿌려서 곁들이면 손쉽게 식이 섬유의 섭취량을 늘릴 수 있죠.
- 패스트푸드나 가공식품보다는 직접 준비한 재료로 만들어 먹으면 보다 많은 식이 섬유를 섭취할 수 있습니다.

주의 사항
- 식이 섬유의 섭취량을 늘릴 때는 반드시 수분의 섭취량도 늘어나야 합니다. 식이 섬유가 변비에 도움이 되지만, 수분의 양이 부족하면 식이 섬유가 수분을 빨아들여 오히려 변을 딱딱하게 만들 수도 있습니다.
- 식이 섬유의 과잉 섭취 하루 60g 이상는 오히려 변비를 악화시킬 수 있습니다.[5]
- 식이 섬유의 섭취량을 갑자기 늘리면 위장 장애, 복부 팽창, 가스, 설사 또는 변비를 유발할 수 있습니다. 몸이 적응할 수 있게 며칠 또는 몇 주에 걸쳐 섭취량을 점차 늘려 나갑니다.
- 식이 섬유의 과잉 섭취 하루 60g 이상는 다른 영양소들의 흡수를 방해할 수도 있는데요. 특히 아연이나 철과 같은 무기질의 흡수가 저해될 수 있죠.[5]
- 식이 섬유가 풍부해도 당 함량이 높은 과일은 체중 감량에는 오히려 역효과가 날 수 있습니다. 당도가 높은 과일일수록 섭취량에 주의를 기울여야 합니다.
- 녹황색 잎 채소와는 다르게 뿌리 채소, 그중에서도 감자와 고구마는 탄수화물 함량이 높은 편이니 너무 많이 드시지는 마세요.

식품별 100g당 식이 섬유 함유량

치아씨드 37.7g (1밥숟가락: 1.5g)	보리 15.6g (익힌 것 1컵: 6g)	라즈베리 6.5g (1컵: 8g)
아몬드 12.2g (23개: 3.4g)	현미 3.4g (익힌 것 1컵: 3.5g)	아보카도 6.8g (1컵: 10g)
호두 7g (반 쪽 7개: 1g)	팝콘 14.5g (1컵: 1.2g)	당근 2.8g (1컵: 3.6g)
해바라기씨 8.6g (¼컵: 3g)	배 3.6g (중간 크기 ¼ 쪽: 2.5g)	비트루트 2.8g (1컵 3.8g)
호박씨 18.4g (¼컵: 6g)	딸기 2g (1컵: 3g)	브로콜리 3.3g (익힌 것 1컵: 5g)
렌틸콩 7.9g (익힌 것 ½컵: 8g)	사과 2.4g (중간 크기 껍질 포함: 4.4g)	케일 2g (1컵: 1.3g)
강낭콩 6.4g (익힌 것 ½컵: 7g)	바나나 2.6g (중간 크기: 3.1g)	시금치 2.2g (1컵: 0.7g)
검정콩 8.7g (익힌 것 ½컵: 8g)	수박 0.4g (1컵: 0.6g)	토마토 1.2g (1컵: 2.2g)
병아리콩 7.6g (익힌 것 ½컵: 6g)	블루베리 2.4g (1컵: 3.6g)	고구마 3g (중간 크기, 구워서 껍질 포함: 5.9g)
오트밀 10.6g (½컵: 8g)	블랙베리 5.3g (1컵: 7.6g)	다크 초콜릿 (카카오 70% 이상) 10.9g

자료 출처: https://nutritiondata.self.com/

당류

당류는 물에 녹아 단맛을 내는 천연 감미료이죠. 식품 내 존재하는 모든 단당류와 이당류를 포함합니다. 당류와 탄수화물은 혼용되어 사용되기도 하지만 당류에는 복합당예: 전분과 올리고당은 포함되지 않습니다.

> **당류**단당류과 이당류: 포도당, 과당, 설탕, 맥아당, 유당, 옥수수 시럽, 꿀, 시럽, 과일 주스 등

세계보건기구WHO에서는 가공식품을 통한 당 섭취량을 총 에너지 섭취량의 5% 이내로 제한할 것을 권고하고 있습니다.[6] 하루 2,000kcal가 필요한 성인이라면 당 1일 권장 섭취량은 25g 이하여야 하죠. 각설탕 약 8개에 해당되는 양입니다각설탕 1개=약 3g. 하지만 보건복지부에서 발표한 '2018 국민건강통계'에 의하면[7] 우리나라 성인의 1일 당 섭취량은 WHO 권고량의 두 배가 훨씬 넘고60.2g, 12~18세 청소년의 경우에는 더욱 심각해서 거의 세 배에72.8g 이르는 것으로 나타났습니다.

가공식품에는 우리가 생각하는 것 이상으로 많은 양의 설탕이 들어갑니다. 이런 가공식품의 섭취가 일상화되다 보면 당 섭취도 따라서 높아질 수밖에 없는 거는 거죠. 예를 들어, 하루 2잔 습관적으로 마시게 되는 달달한 믹스커피6g x 2, 아침으로 먹는 아몬드 시리얼 1인분 9.5g에 두유 한 팩18g, 여기에 저지방 요구르트17g 하나 더, 이렇게 하면 총 당 섭취량은 단번에 56.5g이 됩니다. 별 거 없는 것 같아 보여도 WHO의 1일 권고량25.5g을 2배 훌쩍 넘긴 수치이죠. 내가 알고도

모르고도 먹어 왔던 음식들의 당 함량, 이제부터라도 구입 전 꼼꼼하게 식품 성분표를 살펴볼 필요가 있겠습니다.

식품별 당 함량

상품명	당 함량	상품명	당 함량
맥심 모카골드 커피믹스	6g	월드콘(아이스크림)	21g
스타벅스 프라푸치노 커피 모카 (281ml)	31g	헬리코박터 프로젝트 윌 (150ml)	13g
코카콜라 콜라 (250ml)	27g	저지방 요구르트 (240 ml)	17g
게토레이 (240ml)	16g	빠다 코코넛 (1봉지 50g)	10g
흑당 밀크티 (250ml)	25g	초코파이 1봉지 (35g)	12g
우유 (1컵)	12.6g	파리바게트 오리지널 머핀	38g
과일 스무디 (1컵)	27.6g	콘푸레이크 (40g)	4g
삼육 검은콩 칼슘 두유 (200ml)	18g	아몬드 시리얼 (40g)	9.6g
매일 바이오 딸기 요거트 (150g)	16g	파리바게트 팥빙수 (525g)	76g

출처: 팻시크릿

당류 섭취 줄이는 법

1 가공식품보다 되도록 신선한 채소, 생선, 곡류 등 골고루 섭취
2 가공식품 구입 시 당류 함량 표시 확인해 당류가 석은 제품 선택
3 단순당 함량 높은 설탕, 꿀, 사탕, 초콜릿 등 섭취 자제
4 식이 섬유가 풍부한 복합 탄수화물 위주로 섭취
5 목이 마를 때 단맛의 음료 대신 생수 섭취
6 커피, 음료 주문 시 시럽, 설탕 빼 달라고 주문
7 당류가 적게 함유된 음료 선택
8 케이크, 머핀 등 디저트류는 덜 달고 작은 것을 선택
9 음료도 음식이란 사실 기억하기
10 늘 긍정적인 생각을 하고 스트레스 덜 받기. 스트레스 받으면 단맛에 더 끌리기 때문

출처: 식품안전나라

✦ 단백질

충분한 단백질 섭취는 신진대사를 활성화시킵니다. 또 식욕 감소와 오랜 포만감으로 체중 감량에도 도움이 되죠. 다이어트로 인한 근손실도 적절한 단백질 섭취로 예방할 수 있습니다.

단백질 섭취는 하루 총 섭취 에너지의 20% 정도가 적당합니다.[5] 우리나라 성인 하루 단백질 권장량은 남녀 구분 없이 체중 kg당 0.7~0.9g으로 정하고 있죠. 체중 60kg의 성인의 경우 단백질 적정 섭취량은 42~54g이 됩니다. 예외의 경우도 있는데요. 매일 운동을 규칙적으로 하고 있다면 체중 kg당 1.1~1.5g이 적당하고요, 운동을 전문적으로 하는 사람이라면 근력 운동, 달리기, 또는 사이클링 등 더 늘려서 kg당 1.2~1.7g을 권장합니다.[8] 여기서 단백질 섭취량 또는 권장량은 식품의 무게가 아니라 식품에 포함된 단백질의 함량을 의미합니다.

1회에 섭취하는 단백질의 양은 15~25g이 적당합니다.[9] 하루 필요한 단백질 섭취량이 50g이라면 하루 동안 2~3회에 걸쳐 섭취하는 것이 합리적이죠. 한 번에 그 이상을 먹는다고 먹는 만큼 우리 몸에 다 흡수되지 않기 때문입니다. 그러니 그 이상은 낭비일 뿐이죠.

단백질 섭취 시 주의 사항을 알려드릴게요. 단백질의 과잉 섭취는 신장 질환이 있는 사람에게는 신장 손상을 가속화시킬 수 있으니 주의 바랍니다.[10] 고단백 식이가 초기에는 체중 감량에 보다 효과적일지 몰라도 장기화되면 오히려 체중 증가의 원인이 될 수도 있다는 연구 결과도 있습니다.[11] 단백질 섭취, 부족해도 과해도 문제가 됩니다. 적

단백질 보충제(단백질 파우더)

식품으로 먹는 단백질 대신 섭취가 편리한 단백질 보충제로 단백질 파우더가 널리 애용되고 있습니다. 부득이하게 음식으로 충분한 단백질 섭취가 어려운 특정 상황이라면 일시적으로 이용하는 것도 방법이 될 수 있을 거예요. 하지만 체중 감량 목적으로 드시는 단백질 파우더는 그다지 도움이 되지 않습니다. 단백질 파우더 역시 적지 않은 식품 첨가물이 들어간 가공식품이기 때문이죠. 또한, 단백질 보충제는 식사 대용품이 될 수 없습니다. 단백질 보충제에는 한 끼에 필요한 영양을 포함하고 있지 않기 때문이죠. 단백질 보충제로 식사를 대신할 경우, 영양 불균형 또는 영양 결핍을 초래할 수 있습니다. 다이어트를 하면서 근육을 만들기 위해 단백질 보충제를 섭취하기도 하는데요. 단백질 보충제를 따로 챙겨 먹어도 운동이 병행되지 않으면 근육은 만들어지지 않죠. 사정상 단백질 보충제 또는 단백질 파우더를 먹어야 한다면 다양한 제품의 영양성분표를 비교해서 가능한 식품 첨가물이 적은 것으로 선택하시기 바랍니다.

정량을 하루 2~3회로 나눠 드세요.

　단백질 섭취에 있어 가장 바람직한 소스는 바로 우리가 매일 먹는 음식이고, 이런 음식을 통해서 충분한 보충이 가능합니다. 양질의 단백질 공급원은 육류, 생선류, 계란 및 유제품, 콩류, 곡류, 그리고 채소류 등이 해당됩니다.

✦ 지방

　지방은 정말 먹어도 살이 찌지 않을까요? 지방 섭취가 체중 감량에 도움이 되는 이유는 이렇습니다. 지방은 탄수화물이나 단백질과는 다르게 인슐린을 거의 자극하지 않습니다. 때문에 지방의 섭취로 지방의 연소는 촉진되지만 지방 축적은 비활성화되는 효과가 있죠. 탄수화물의 과잉 섭취를 줄이고 대신 양질의 지방 섭취를 늘렸더니 체중이 줄고 비만을 포함한 각종 대사성 질환이 개선되었다는 연구 결과들도 있습니다.[12,13]

또, 지방은 탄수화물보다 소화가 더디고 포만감이 오래 가서 식욕이 감소하는 효과가 있죠. 과잉 섭취만 하지 않으면 오히려 섭취 칼로리를 줄일 수 있다는 이점이 있습니다. 탄수화물 섭취를 제한하고 지방의 섭취를 늘리면, 인체의 주 에너지원은 포도당에서 지방으로 바뀌는데요. 지방이 주 에너지원이 되면 우리 몸에서는 지방의 연소가 활성화되고 효율적인 지방 연소가 가능해지게 됩니다. 하지만 그렇다고 해도 지방의 과잉 섭취는 금물이죠. 몸이 필요로 하는 이상의 과잉 섭취는 오히려 체중 증가와 건강에는 불이익으로 이어질 수 있습니다.

- 체중 감량을 위해 지방의 섭취량을 늘릴 때는 탄수화물을 줄인 만큼 지방으로 보충한다고 이해하시면 맞습니다.
- 탄수화물을 줄이지 않고 지방 섭취만 늘린다거나 탄수화물을 줄였다 해도 탄수화물을 감량한 이상으로 지방 섭취가 과하게 되면 결국 살은 더 찔 수밖에 없죠. 지방의 섭취로 지방 연소가 활성화된다 해도 섭취한 지방이 다 쓰일 때까지는 축적된 체지방의 연소는 뒤로 연기됩니다. 또, 섭취한 지방 중 에너지원으로 쓰이고도 남은 지방은 체지방으로 축적되죠. 지방은 탄수화물과 달리 인슐린의 도움 없이 바로 지방세포로 저장됩니다.
- 지방에도 좋은 지방과 나쁜 지방이 있습니다. 나쁜 콜레스테롤 LDL은 낮추고 좋은 콜레스테롤 HDL은 증가시키는 불포화지방은 좋은 지방이죠.

반면, 나쁜 콜레스테롤LDL은 높이고 좋은 콜레스테롤HDL을 감소시키는 트랜스지방은 나쁜 지방입니다. 포화지방은 나쁜 콜레스테롤LDL의 수치를 높이기는 하지만 좋은 콜레스테롤HDL을 증가시키기도 해서 나쁘기도 좋기도 한 지방이라고 할 수 있겠습니다.

포화지방	육류 제품(돼지고기, 소고기), 유제품(우유, 치즈, 크림치즈, 아이스크림, 버터) 등 장점: 좋은 콜레스테롤HDL 증가, 단점: 나쁜 콜레스테롤LDL 증가	
불포화지방	단일불포화지방	오메가-9: 올리브유, 카놀라유, 참기름
	다중불포화지방	오메가-6: 포도씨유, 콩기름, 옥수수유
		오메가-3: 등푸른생선(고등어, 꽁치, 참치 등), 견과류, 들기름, 아마씨유
	장점: 좋은 콜레스테롤HDL 증가, 나쁜 콜레스테롤LDL 감소	
트랜스지방	마가린, 식물성 쇼트닝, 경화유, 제빵류와 제과류(피자, 인스턴트 팝콘, 케이크, 쿠키, 도넛, 과자류), 튀김류 등 단점: 좋은 콜레스테롤HDL 감소, 나쁜 콜레스테롤LDL 증가	

- 우리 몸에 필요한 지용성 비타민과 필수 지방산을 제공하는 지방을 적정량 섭취하는 것은 매우 중요하죠. 총 지방 섭취량의 약 2/3는 좋은 지방인 불포화지방으로, 나머지 1/3을 포화지방으로 채우면 적당합니다.

- 가공된 지방이 아닌 천연 지방을 섭취하세요. 지방 역시 가공될수록 좋지 않습니다.

- 트랜스지방은 무조건 먹지 않습니다. 트랜스지방은 염증과 동맥경화를 유발하고 장기적으로는 심혈관계질환, 인슐린 저항성, 당뇨, 뇌졸중의 위험을 증가시키죠. 트랜스지방은 패스트푸드, 튀김류, 제빵, 제과류에 맛을 좋게 하고 유통기간을 늘리기 위해 사용됩니다.

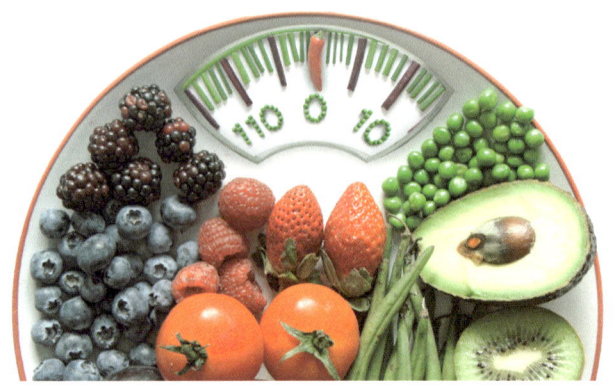

- 저지방 식품은 건강한 식품으로 알려져 있지만 사실은 그렇지 않죠. 지방을 줄이는 대신 맛을 내기 위해 더 많은 설탕과 식품 첨가제가 들어갑니다. 한 연구에서 저지방 식품을 먹은 사람들보다 육류와 치즈_{포화지방}를 먹은 사람들에게서 오히려 좋은 콜레스테롤_{HDL}의 수치가 더 높았던 것으로 나타났습니다.[14] 저지방 식품이 다이어트에 이롭다는 건 오해로 체중 감량에 전혀 이롭지 않죠. 저지방 우유, 저지방 요거트, 저지방 아이스크림, 저지방 샐러드 드레싱, 저지방 마요네즈, 저지방 피넛버터 등이 우리가 일반적으로 알고 있는 저지방 식품들입니다.

저지방 식품에 속지 마세요!

비만 호르몬 인슐린을 더 자극하는 달걀 흰자 달걀 흰자가 노른자보다도 인슐린을 더 많이 분비시킨다면 믿으시겠어요? 달걀 흰자는 단백질 식품으로 지방을 거의 포함하고 있지 않아 살 안 찌는 다이어트 식품으로 오랫동안 사랑 받아 왔죠. 그런데 인슐린 지수를 보면 달걀 흰자는 55%인데 지방이 많은 노른자는 오히려 15%로 더 낮습니다.[15] 달걀 흰자를 먹었을 때가 노른자를 먹었을 때보다 인슐린이 더 많이 분비된다는 거죠. 달걀을 통째로 먹었을 때는 인슐린 지수가 21%로 달걀 노른자보다는 높지만 흰자보다는 낮습니다. 우리가 알고 있었던 것과는 다르게 비만 호르몬 인슐린을 가장 많이 자극하는 것은 달걀 노른자가 아니라 살 빠지는 식품으로 믿었던 달걀 흰자였습니다.

	달걀 흰자	달걀 노른자	달걀 전체
인슐린 지수 (1~100%)	55%	15%	21%

출처: Dr. Berg's insulin index, 2017

인슐린 지수 insulin index 란
인슐린 지수는 인슐린 분비를 자극하는 정도를 나타내는 수치로 음식 섭취 후 2시간 동안의 혈중 인슐린의 농도를 0~100%로 나타냅니다. 참고로, 췌장에서 분비되는 인슐린은 혈당을 안정시키는 중요한 역할을 하지만 지방 축적을 돕는 비만 호르몬으로도 알려져 있습니다.

저지방 식품이 다이어트 식품이 아닌 이유 더 비싼 가격에도 저지방 식품을 선호하는 이유는 체중 감량에 도움이 된다고 믿기 때문이죠. 인슐린 지수로 확인해 보겠습니다. 저지방 크림 치즈의 인슐린 지수는 25%인데 저지방이 아닌 보통 크림 치즈는 8%로 오히려 더 낮습니다. 살 찌지 않으려고 먹었던 '저지방 크림 치즈'가 오히려 인슐린 분비를 더 자극해 살을 더 찌게 만들었던 거죠. 저지방 식품이 인슐린을 더 자극하는 이유는 식품에서 인슐린을 거의 자극하지 않는 지방을 줄이는 대신 맛을 내기 위해 인슐린을 자극하는 설탕을 비롯한 각종 식품 첨가물들을 넣기 때문입니다. 다이어트에도 전혀 도움이 안 될 뿐더러 건강에도 좋을 게 없습니다.

	저지방 크림 치즈	크림 치즈
인슐린 지수 (1~100%)	25%	8%

출처: Dr. Berg's insulin index, 2017

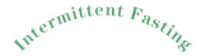

당지수 확인하고
살 안 찌게 골라 먹자

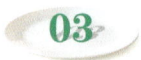

✦ 당지수 GI란

　당지수 Glycemic Index, GI 란 일정 양의 음식물을 섭취했을 때 포도당을 얼마나 만들어내는지 그리고 얼마나 빠르게 혈당을 올리는지를 수치화해서 나타낸 것입니다. 당지수가 70 이상이면 높음, 69~55사이는 보통, 55 이하이면 낮음으로 분류되죠.

	높음: 70 이상
당지수(GI)	보통: 69~55
	낮음: 55 이하

✦ 당지수가 낮으면 살 안 찌는 이유

당지수가 높은 음식을 먹으면 혈당이 급격하게 오릅니다. 이렇게 급하게 오른 혈당을 안정시키기 위해 췌장에서는 과도한 인슐린이 분비되죠. 인슐린의 즉각적인 반응으로 혈당은 빠르게 안정되지만 인슐린에 의해 세포로 유입된 과잉 포도당은 신속하게 지방으로 축적됩니다. 그리고 혈당이 고혈당에서 저혈당으로 떨어지면 우리 몸은 다시 배고픔을 느끼고 먹을 것을 찾게 됩니다.

혈당 관리가 곧 체중 관리인 이유는 혈당이 비만 호르몬 인슐린의 분비를 자극하기 때문입니다. 이런 혈당의 움직임에 직접적으로 관여하는 것이 바로 식품의 당지수이죠. 칼로리와 상관없이 당지수가 높은 음식일수록 혈당을 급속하게 증가시켜 비만을 촉진합니다.

그러므로 당지수가 낮은 음식을 알고 요령껏 골라 먹으면 체중 감량에도 건강에도 이롭습니다.

✦ 당지수 GI 확인하고 살 안 찌게 골라 먹자

- 도정되고 정제된 탄수화물은 당지수가 높습니다. 흰쌀밥 대신 잡곡밥이 그리고 흰 밀가루보다는 통밀로 된 국수나 빵이 상대적으로 당지수가 낮습니다.
- 설탕이 들어간 과자, 초콜릿, 탄산음료, 주스 등은 빠른 혈당 상승의 주범

입니다.

- 바나나, 파인애플, 수박 등과 같은 달콤한 과일 또한 당지수가 높습니다. 대신 당지수가 비교적 높지 않은 딸기, 블루베리, 블랙베리, 자두 등으로 대체하면 도움이 됩니다.

- 감자, 고구마와 같은 뿌리 채소는 당지수가 높은 반면, 대부분의 잎 채소는 당지수가 매우 낮습니다. 당지수와 칼로리 모두 낮은 잎 채소는 식이섬유가 풍부해 다른 음식과 함께 섭취하면 당 흡수를 지연시키는 역할도 하죠. 다이어트에는 더없이 좋은 식품입니다.

- 단백질과 지방도 함께 섭취하면 다른 음식의 당 흡수를 더디게 하는 효과가 있습니다. 적정량의 단백질과 양질의 지방을 챙겨 드시면 도움이 됩니다.

- 같은 재료로 요리를 해도 조리 방법에 따라 당지수가 달라질 수 있죠. 생으로 먹거나, 삶거나 데치는 조리법이 당지수를 덜 높여 다이어트에 좋은 요리법입니다. 147페이지 참고.

- 과일을 주스로 만들거나 잘라서 말려도, 생과일로 먹을 때보다는 당지수가 높아지죠. 식이 섬유와 영양을 고려해서라도 껍질째 생과일로 먹는 것이 이득입니다.

- 조리할 때 레몬즙이나 식초의 활용을 적극 추천합니다. 음식에 레몬즙이나 식초를 적절히 곁들이면 혈당 억제에 매우 효과적이죠.

- 동일 식품이어도 당지수는 다를 수 있습니다. 예로, 식빵의 경우 제품 브랜드에 따라 당지수가 차이가 납니다. 과일의 경우에도 품종이나 익은 정도에 따라 그리고 계절에 따라 차이가 날 수밖에 없죠. 참고하시기 바랍니다.

식단에서 당지수 낮추는 팁 6가지[16]

1 쌀밥 대신 잡곡밥으로 먹기
2 당지수가 낮은 식품 선택하기
3 다양한 식품 골고루 먹기
4 식이 섬유는 충분하게
5 당지수 낮추는 조리 방법으로 요리하기|147페이지 참고
6 식초나 레몬 활용하기|133페이지 참고

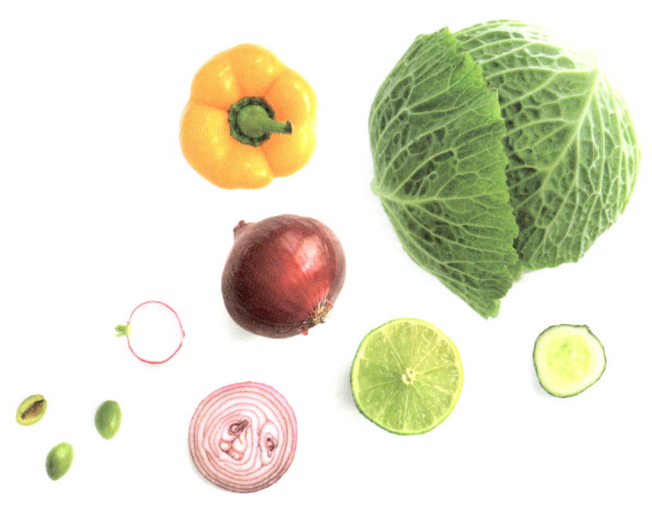

식품별 당지수 GI

높음 70 이상				보통 56-69				낮음 55 이하			
식품	GI	1인분 (g)	탄수화물 (g) GL	식품	GI	1인분 (g)	탄수화물 (g) GL	식품	GI	1인분 (g)	탄수화물 (g) GL
찹쌀밥	98	150	32 31	켈로그 Special K	69	30	21 14	감자	54	150	21 11
바게트 (밀가루)	95	30	15 14	환타	68	250	34 23	통밀식빵 (100%)	51	30	13 7
콘플레이크	92	30	26 24	맥치킨버거	66	186	40 26	스파게티	50	180	48 24
떡	92	25	21 19	비프버거	66	164	26 17	초콜릿	49	50	30 14
흰쌀밥	86	150	43 37	파인애플	66	120	10 6	포도	49	120	19 9
구운 감자	83	150	30 25	건포도	66	60	43 28	고구마	48	150	34 16
으깬 감자	83	150	20 17	삶은 감자	66	150	19 13	현미	48	150	42 20
구운 고구마	82	150	45 37	현미	66	150	33 22	사과쥬스 (무설탕)	44	250	30 13
게토레이	78	250	15 12	파워에이드	65	250	20 13	삶은 강낭콩	42	150	25 10
웨하스	77	25	18 14	콜라	63	250	26 16	오렌지	40	120	11 4
와플	76	35	13 10	밀	63	50	38 24	우유	34	250	12 4
흰쌀	76	150	46 35	바나나	62	120	25 16	요거트	36	200	9 3
튀긴 고구마	76	150	45 34	팝콘	62	20	10 6	사과	34	120	16 5
도넛	75	50	20 15	우동	62	180	48 30	삶은 병아리콩	31	150	30 9
튀긴 감자	75	150	29 22	포테이토칩	60	50	20 12	랜틸	29	150	18 5
바게트 (통곡물)	73	30	13 9	옥수수	60	150	33 20	말린 사과	29	60	36 11
현미밥	72	150	40 29	페스트리	59	57	26 15	바나나 오트밀쿠키(꿀)	28	30	23 6
식빵 (밀가루)	72	30	15 11	오트밀	59	30	19 11	강낭콩	23	150	25 6
콘칩	72	50	25 18	아이스크림	57	50	10 6	당근	16	80	8 1
수박	72	120	6 4					땅콩	13	150	21 3
크래커	70	25	17 12								

출처: http://www.glycemicindex.com/index.php

Intermittent Fasting

살 빠지는 음료

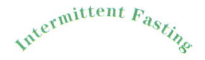

✦ 식초물

식초에 들어있는 아세트산_{초산}을 비롯한 60여종의 유기산은 피로 회복뿐 아니라 콜레스테롤 수치 감소, 혈당 관리, 체중 감량에 효과적이어서 비만과 당뇨 증상 개선에 도움을 주는 것으로 알려져 있습니다. 조미료로 쓰이고 있는 식초는 발효식품으로 다양한 효능이 있어 동서양을 막론하고 오랜 옛날부터 널리 애용되고 있습니다.

연구 논문으로 검증된 식초의 다이어트 효과

포만감 증가

탄수화물 위주의 식사를 할 때 식초를 곁들여 보세요. 포만감을 오래 유지시켜서 섭취 칼로리가 감소하는 효과가 있습니다. 한 연구에 의하면 고탄수화물 식사를 하며 식초를 곁들였더니 1일 섭취 칼로리가 200~275 칼로리까지 줄어든 것으로 나타났습니다.[17]

체중, 체지방, 내장 지방, 허리 둘레 감소

12주 동안 3그룹의 참가자들은 아침과 저녁 식사 후 특정 음료를 마셨습니다.[18] 첫 번째 그룹의 음료에는 식초 30ml가 포함되어 있었고, 두 번째 그룹의 음료에는 15ml가, 그리고 세 번째 그룹의 음료에는 식초가 전혀 들어있지 않았죠0ml. 12주 후, 식초 30ml를 마신 그룹은 식초 15ml를 마신 그룹에 비해 내장지방, 체지방, 허리둘레, 체중까지 모든 부분에서 보다 현저한 감소를 보였습니다아래 표 참고. 식초를 전혀 마시지 않은 그룹은 모든 부분에서 오히려 증가 추세를 보였습니다.

식초	30ml(2테이블스푼)	15ml(1테이블스푼)	0ml
내장지방	2.9 – 6.9% 감소	0.4 – 5.2% 감소	2.6 – 6.2% 증가
체지방	2.5 – 4.6% 감소	1.8 – 3.8% 감소	0.1 – 1.9% 증가
허리둘레	1.7 – 2.1cm 감소	1.3 – 1.5cm 감소	0.1 – 0.3cm 증가
체중	1.4 – 2kg 감소	1 – 1.4kg 감소	0.1 – 0.7kg 증가

인슐린 저항성 개선, 인슐린 민감성 향상

식전에 마신 20ml의 식초로 제2형 당뇨 환자들의 인슐린 저항성이 개선되었고, 인슐린 민감성insulin sensitivity은 19~34% 향상되었습니다.[19]

공복 혈당 감소

취침 전, 사과식초 두 숟가락을 마신 참가자들의 다음 날 아침 공복 혈당은

약 4% 낮아진 것으로 나타났습니다.[20]

식초 1일 권장 섭취량

식초의 하루 섭취량은 약 15~30ml가 적당합니다.[21] 계량 스푼으로는 1~2테이블스푼tbsp이고, 일반적인 보통 밥 숟가락으로는 약 3~4숟가락 정도 되죠. 가급적 2~3회로 나누어 마시고, 반드시 물에 희석해서 마십니다. 식초는 식품으로 공식적으로 정해진 1일 권장 섭취량이 있는 것은 아니지만 매일 섭취하고자 한다면 가급적 하루 30ml를 넘지 않는 것이 안전합니다.

식초 약 15~30ml = 1~2테이블스푼tbsp = 3~4숟가락 밥숟가락 기준

식초 활용 팁!

아침 공복에 마시는 식초물은 에너지를 업시켜 주고, 배고플 때 마시는 식조물은 배고픔을 덜어 줍니다. 특히, 탄수화물 위주의 식사를 하게 될 때, 식사 직전에 마시는 식초물 한 컵은 혈당과 인슐린을 다스리는 데 도움이 되죠. 취침 전에 식초물 한 잔은 아침 공복 혈당을 내려 주는 효과가 있습니다. 식초물은 단식 중에도 허용되는 음료로 단식 중에 마시면 단식 유지에 도움이 됩니다.

공복에 마시는 식초가 위에 부담이 된다면 식사 중 음식과 함께 섭취하거나 식후에 마시는 것도 방법이 될 수 있습니다.

식초 선택

화학적인 방법으로 만들어진 합성식초빙초산를 제외한 양조식초를 선택합니다. 양조식초는 자연발효식초와 주정식초로 나눕니다아래 표 참고. 곡물이나 과일만을 가지고 90일 이상의 자연 발효를 거친 자연 발효식초는 유효 성분이 아주 풍부하죠. 이와는 달리, 주정식초는 '주정'이라고 불리는 에탄올에 과일이나 곡물 농축액을 넣고, 초산균을 넣어 하루나 이틀 만에 속성으로 발효시키기 때문에 다른 영양소는 거의 없다고 보시면 맞습니다. 건강에 좋은 유효 성분이 많은 자연발효식초를 추천하지만, 식초의 체중 감량 효과는 식초에 들어 있는 아세트산 때문이므로 자연발효식초나 주정식초 모두 효과적입니다.

식초의 종류

합성식초	빙초산	인공적으로 만든 신맛
양조식초	주정식초	주정(알코올) + 과일 또는 곡물 농축액 + 초산균 → 1-2일 속성 발효
		보통 요리용 식초: 현미식초, 사과식초
	자연발효식초	곡물, 과일 → 90일 이상 자연 발효 → 건강 유효 성분 풍부
		자연 발효 사과식초, 감식초, 발사믹 식초, 현미 흑초 등

천연 발효 사과식초는 다른 식초에 비해 향과 맛이 더 부드럽고 온화해 음료로 마시기에는 가장 적합한 식초로 꼽힙니다. 시중에서 판매되는 단맛이 많이 나는 음료용 식초는 과량의 설탕이나 올리고당이 첨가되어 혈당 조절에는 도움이 되지 않죠. 다이어트에도 오히려 해가 될 뿐입니다. 식품 성분표를 확인해 보세요.

주의 사항

- 당뇨 환자는 식초 섭취로 혈당 조절에 어려움이 있을 수 있으니 식초 사용 전에 담당의와의 상담이 필요합니다.
- 위가 약하거나, 위산과다, 위궤양, 또는 식도염 등과 같은 문제가 있다면 식초 섭취로 상태가 더 악화될 수도 있으니 주의 바랍니다.
- 한 번에 많은 양의 식초를 섭취하지 않습니다. 하루 약 15~30ml
- 식초 원액은 반드시 물에 희석해서 드세요.
- 식초물을 하루 종일 수시로 마시면 식초의 아세트산이 치아의 에나멜을 손상시킬 수 있어요. 빨대를 이용하거나 식초물을 마신 후에 미지근한 물을 잠시 입안에 머금고 있다가 헹궈 내면 치아의 산을 씻어 내는 데 도움이 됩니다.

✦ 시나몬물

　시나몬 또는 계피는 식음료에 다양하게 사용되는 향신료입니다. 시나몬과 계피의 영문이 둘 다 구분 없이 '시나몬cinnamon'이다 보니 종종 헷갈리기도 하는데요. 하지만, 이 둘은 엄연히 다른 종이고 성분에도 분명한 차이가 있습니다.

　보통 카푸치노에 뿌려지는 시나몬은 단맛이 강하고 부드러워 빵, 케이크, 파이, 팬케이크 등을 만들 때 빠지지 않습니다. 좀 더 명확한

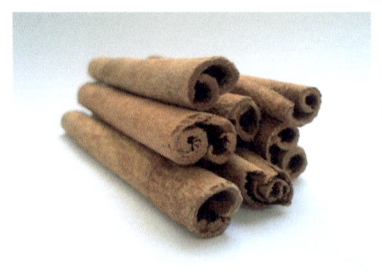
카시아 시나몬 cassia cinnamon

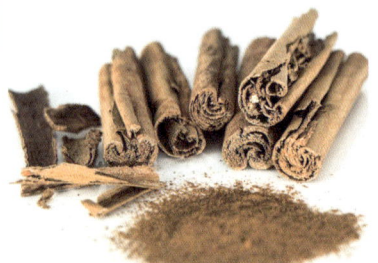
실론 시나몬 ceylon cinnamon

명칭은 '실론 시나몬 ceylon cinnamon'으로 항산화 물질이 많이 함유되어 있어 서양에서는 수퍼푸드 향신료로 알려져 있죠. 한편, 실론 시나몬보다 매콤한 맛과 향으로 수정과, 각종 떡이나 한과 그리고 생강차에 즐겨 사용되는 우리에게 친근한 계피가 바로 '카시아 시나몬 cassia cinnamon'입니다. 계피는 오랫동안 한약재로도 널리 애용되고 있죠.

시나몬과 계피, 이렇게 맛에서도 쓰임새에 있어서도 차이가 있지만 다행히도 이 둘은 모두 혈당 조절과 인슐린 민감성 향상에 매우 효과적이어서 체중 감량과 당뇨 개선에 도움이 되는 것으로 알려져 있습니다.

연구 논문으로 입증된 계피와 시나몬의 다이어트 효과

공복 혈당, 중성 지방, 콜레스테롤 감소

제2형 당뇨 환자들을 3그룹으로 나누어 40일 동안 매일 캡슐형 계피 카시아 시나몬를 각각 1g, 3g, 6g씩 복용하게 했습니다.[22] 40일 후 3그룹 모두 공복 혈당, 중성 지방 그리고 콜레스테롤 수치에서 모두 현저한 감소를 보였습니다_{아래 표 참고}. 이들 3그룹이 섭취한 계피의 양에는 차이가 있었지만 효과면에서는 거의 차이 없이 모두 효과적이었다고 합니다. 제2형 당뇨 환자들이 매일 계피 1g만 섭취해도 당뇨를 비롯한 심혈관계 질환의 위험 요소를 낮출 수 있다는 긍정적인 결론이었습니다.

공복 혈당	중성지방	LDL 콜레스테롤	총 콜레스테롤
18-29% 감소	23-30% 감소	7-27% 감소	12-26% 감소

항균, 항산화, 혈당 조절, 콜레스테롤 저하, 혈압 저하

시나몬_{실론 시나몬}의 건강 효과를 연구한 70개의 논문을 분석한 결과입니다. 이 연구 논문들에서 공통적으로 시나몬의 뛰어난 항균, 항산화 효과와 혈당 조절 효과, 콜레스테롤과 혈압을 낮추는 효과가 확인되었습니다.[23]

포만감 증가, 식후 혈당 감소

라이스 푸딩 300g에 시나몬 6g을 넣어 먹었더니 라이스 푸딩만 먹었을 때에 비해 포만감이 더 오래 갔고 식후 혈당의 감소를 보였습니다.[24] 시나몬의 종류 명시되어 있지 않음

공복 혈당, 식후 혈당 감소

계피_{카시아 시나몬}의 혈당 개선 능력과 관련된 14편의 연구 논문들을 비교 분석한 결과, 계피는 당뇨 증상이 있는 사람들의 공복 혈당을 감소시키고, 건강한 성인들의 식후 혈당을 낮추는 것으로 확인되었습니다.[25]

계피의 독성 성분

시나몬과 계피에는 쿠마린Coumarin이라고 하는 독성 성분이 들어 있습니다. 섭취량이 과할 경우 신장, 간 및 폐에 손상을 일으키는 것으로 알려져 있죠. 시나몬실론 시나몬에 들어있는 쿠마린은 신경 쓰지 않아도 될 정도의 양이지만약 0.004%, 계피로 알려진 카시아 시나몬에는 그 양이 적지 않아약 1% 각별한 주의가 요구됩니다.[26, 27]

하루 권장 섭취량

독성 성분 쿠마린은 물에 끓이면 그 함량이 감소하는 특성이 있습니다.[28] 때문에 가루를 그대로 먹을 때와 끓여 먹을 때 권장 섭취량이 달라집니다.

성인 60kg을 기준으로, 계피카시아 시나몬의 하루 권장 섭취량은 끓이지 않은 가루 상태로 섭취할 경우 약 1~2g 이하가 적당하고, 끓여서 섭취할 경우에는 3~4g 이하로 드시는 것이 안전합니다. 실론 시나몬의 경우는 하루 5~6g 정도가 적당하고요. 계피에 비해 실론 시나몬은 대체로 안전한 편이지만 그래도 역시 과유불급입니다. 그리고 위의 연구 결과에서도 볼 수 있듯이 무조건 많이 섭취한다고 그 효과가 더 커지지는 않습니다.

카시아 시나몬과 실론 시나몬의 1일 적정 섭취량(60kg 성인의 경우)		
계피(카시아 시나몬)		실론 시나몬
가루 섭취(가열 없이)	끓인 후 섭취	5-6g 이하
1~2g 이하	3-4g 이하	

시나몬 활용 팁!

시나몬과 계피에 들어있는 폴리페놀 성분은 뜨거운 물에서 추출이 더 잘됩니다. 계피나 시나몬을 물에 넣고 넉넉하게 끓여서 다이어트 음료 또는 차로 활용해 보세요. 시나몬 또는 계피 음료와 차는 단식 중에도 허용됩니다. 생강과 레몬을 곁들여도 좋습니다.

블랙 커피와 시나몬이 만나면 커피가 건강해집니다. 커피 향과 시나몬 향이 의외로 잘 어우러지고, 시나몬이 블랙 커피의 쓴맛을 다소 부드럽게 만들어 주죠. 블랙 커피가 너무 써서 못 드셨다면 시나몬을 넣어 보세요. 시나몬 스틱을 뜨거운 커피에 담구어 놓았다가 마셔도 좋고요. 시리얼, 오트밀 또는 요거트에 시나몬 가루를 뿌려 먹는 방법도 아주 좋습니다.

주의 사항

- 계피 카시아 시나몬에는 쿠마린이라는 독성 성분이 적지 않으므로 하루 섭취량에 각별한 주의가 필요합니다. 장기적으로 매일 복용할 예정이라면 실론 시나몬이 안전한 선택일 수도 있어요.
- 시나몬과 계피는 혈당을 낮추는 효능이 있죠. 당뇨로 약을 드신다면 저혈당을 경험할 수도 있으니 주의 바랍니다.
- 과잉 섭취 시 당뇨병, 심장병 및 간 질환 치료제와 상호 작용으로 부작용을 일으킬 수도 있습니다.
- 시나몬과 계피에는 혈압을 낮추는 효능도 있으니 저혈압이 있다면 주의

가 필요합니다.

✦ 생강레몬물 & 생강레몬차

생강의 몸을 따뜻하게 하는 성질은 혈액순환을 돕고, 신진대사를 활발하게 해 주어서 체중 감량에 도움이 됩니다. 또 혈당 조절 효과로 생강을 먹으면 비만 호르몬으로 알려진 인슐린의 분비가 감소되죠. 이런 생강이 레몬과 만나면 그 효과는 배가 됩니다. 레몬 역시 식욕을 억제하고, 신진 대사를 촉진하죠. 몸 속 독소를 씻어내는 디톡스 효과도 뛰어날 뿐만 아니라 레몬에 들어 있는 구연산 citric acid 은 식초와 같이 혈당을 억제해서 인슐린의 분비를 감소시킵니다. 레몬과 같이 신맛이 강한 라임이나 깔라만시에도 구연산이 풍부하게 들어 있어 레몬 대신 이용해도 같은 효과를 볼 수 있습니다.

연구 논문으로 입증된 생강과 레몬의 다이어트 효과

포만감 증가

식후에 생강차 생강 가루 2g 를 마셨을 때와 마시지 않았을 때를 비교했습니다. 생강차를 마셨을 때가 마시지 않았을 때보다 포만감이 더 오래갔고, 배고픔도 덜 느꼈습니다.[29]

시나몬 활용 팁!

시나몬과 계피에 들어있는 폴리페놀 성분은 뜨거운 물에서 추출이 더 잘됩니다. 계피나 시나몬을 물에 넣고 넉넉하게 끓여서 다이어트 음료 또는 차로 활용해 보세요. 시나몬 또는 계피 음료와 차는 단식 중에도 허용됩니다. 생강과 레몬을 곁들여도 좋습니다.

블랙 커피와 시나몬이 만나면 커피가 건강해집니다. 커피 향과 시나몬 향이 의외로 잘 어우러지고, 시나몬이 블랙 커피의 쓴맛을 다소 부드럽게 만들어 주죠. 블랙 커피가 너무 써서 못 드셨다면 시나몬을 넣어 보세요. 시나몬 스틱을 뜨거운 커피에 담구어 놓았다가 마셔도 좋고요. 시리얼, 오트밀 또는 요거트에 시나몬 가루를 뿌려 먹는 방법도 아주 좋습니다.

주의 사항

- 계피 카시아 시나몬에는 쿠마린이라는 독성 성분이 적지 않으므로 하루 섭취량에 각별한 주의가 필요합니다. 장기적으로 매일 복용할 예정이라면 실론 시나몬이 안전한 선택일 수도 있어요.
- 시나몬과 계피는 혈당을 낮추는 효능이 있죠. 당뇨로 약을 드신다면 저혈당을 경험할 수도 있으니 주의 바랍니다.
- 과잉 섭취 시 당뇨병, 심장병 및 간 질환 치료제와 상호 작용으로 부작용을 일으킬 수도 있습니다.
- 시나몬과 계피에는 혈압을 낮추는 효능도 있으니 저혈압이 있다면 주의

가 필요합니다.

✦ 생강레몬물 & 생강레몬차

생강의 몸을 따뜻하게 하는 성질은 혈액순환을 돕고, 신진대사를 활발하게 해 주어서 체중 감량에 도움이 됩니다. 또 혈당 조절 효과로 생강을 먹으면 비만 호르몬으로 알려진 인슐린의 분비가 감소되죠. 이런 생강이 레몬과 만나면 그 효과는 배가 됩니다. 레몬 역시 식욕을 억제하고, 신진 대사를 촉진하죠. 몸 속 독소를 씻어내는 디톡스 효과도 뛰어날 뿐만 아니라 레몬에 들어 있는 구연산citric acid은 식초와 같이 혈당을 억제해서 인슐린의 분비를 감소시킵니다. 레몬과 같이 신맛이 강한 라임이나 깔라만시에도 구연산이 풍부하게 들어 있어 레몬 대신 이용해도 같은 효과를 볼 수 있습니다.

연구 논문으로 입증된 생강과 레몬의 다이어트 효과

포만감 증가

식후에 생강차생강 가루 2g를 마셨을 때와 마시지 않았을 때를 비교했습니다. 생강차를 마셨을 때가 마시지 않았을 때보다 포만감이 더 오래갔고, 배고픔도 덜 느꼈습니다.[29]

공복 혈당 감소

캡슐 형태의 생강 1g을 10주 동안 매일 복용했더니 공복 혈당이 약 20% 감소했습니다.[30]

체중 감량, 인슐린 저항성 개선

생강 섭취가 과체중 또는 비만 환자들의 체중 감소와 혈당 조절에 미치는 영향을 알아보고자 이와 관련된 14개의 연구 논문들을 비교 분석했습니다.[31] 이들 연구 논문에서 확인된 공통된 내용은, 생강이 콜레스테롤 수치를 떨어뜨리고 공복 혈당을 낮춰 줘서 인슐린 저항성 개선과 체중 감량에 효과적이라는 결론이었습니다.

체중 감소, 체지방과 복부지방 감소, 인슐린 저항성 개선

7일 동안 레몬 디톡스 다이어트를 한 과체중 여성들의 체중, 체지방, 그리고 복부비만이 크게 감소하였고 인슐린 저항성도 개선되었습니다.[32]

하루 권장 섭취량

생강과 레몬은 대체로 안전한 식품으로 하루 적정 섭취량이 공식적으로 정해져 있지는 않죠. 하지만 매일 섭취하기를 원한다면 생강의 경우 하루 4g 정도가 적당합니다.[33, 34] 4g의 생강을 잘게 썰면 대략 2티스푼 정도가 되죠. 가루로 드신다면 생강 가루 2티스푼을 생강 4g과 동량으로 보면 되겠습니다.

생강 4g = 잘게 썬 생강 2티스푼 = 생강 가루 2티스푼

레몬 섭취는 하루 1~2개가 적당합니다. 크기에 따라 차이는 있겠지만 레몬 하나로 즙을 내면 대략 50~60ml 정도가 나오죠. 레몬이 없는 경우에는 레몬 주스 레몬 100% 로 대신할 수 있습니다.

생강레몬물 만들기

생강레몬물로 만들어 놓고 하루 종일 마시고 싶다면, 물 1~1.5리터에 생강 4g 또는 생강 가루 2티스푼 을 넣고 끓여도 되고 잘게 썬 생강을 물에 넣어 하룻밤 우려내도 좋습니다. 여기에 레몬 1개를 즙을 내어 넣거나 레몬 주스 50ml를 넣습니다.

생강레몬물 만들기

준비
1. 물 1~1.5리터
2. 껍질을 벗기고 잘게 썬 생강 4g
3. 레몬 1개 또는 레몬 주스 50~60ml

방법 ① 끓이기
물에 생강을 넣고 끓이기.
끓기 시작하면 중불에서
5분간 더 끓인다.

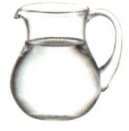

방법 ② 우려내기
잘게 썬 생강을 물에
넣고 하룻밤 우려낸다.

준비된 생강 물에
아주 뜨겁지 않을 때

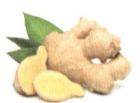 +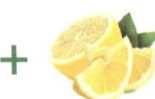

레몬 1개를 즙을 짜서 넣거나
슬라이스를 해서 넣거나 또는,
레몬 주스 약 50~60ml를 넣어 준다.

생강레몬차 만들기

생강 4g을 1~2컵 용량의 물에 넣고 끓여도 좋고, 생강을 잘게 썰어 뜨거운 물에 우려내거나, 생강 가루 2티스푼를 이용해도 좋습니다. 아주 뜨겁지 않은 생강차 한 잔에 레몬 반 개를 즙을 짜서 넣으세요. 레몬이 없다면 레몬 주스 레몬100% 약 25~30ml를 넣으셔도 괜찮습니다.

꿀이나 대추를 함께 이용하면 맛도 있고 마시기도 좋겠지만, 혈당 조절과 체중 감량이 목적이라면 도움이 되지 않습니다. 대신에 시나몬 또는 계피를 생강과 함께 끓여 보세요. 시나몬과 계피의 향과 약간의 단맛이 생강과 레몬의 매콤 쌉싸름한 맛을 잡아 주죠.

아침에 일어나자마자 따뜻하게 마시는 생강레몬 음료는 체내 독소와 노폐물 배출에 도움이 됩니다. 생강레몬물이나 생강레몬차는 단식 중에도 허용되는 음료입니다.

생강레몬차 만들기

준비
1. 물 1~2컵
2. 껍질을 벗기고 잘게 썬 생강 4g
3. 레몬 반 개 또는 레몬 주스 약 25~30ml

방법 ①
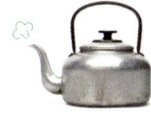
끓기 시작하면 중불에서 5분간 더 끓인다.

방법 ②
뜨거운 물에 우려낸다.

방법 ③
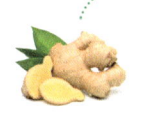
생강 가루 2티스푼을 뜨거운 물에 넣는다.

준비된 생강차 한 잔에
아주 뜨겁지 않을 때
+
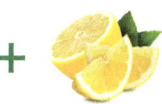
레몬 반 개를 즙을 짜서 넣거나 레몬 주스 약 25~30ml를 넣어 준다.

주의 사항

- 매콤하고 알싸한 생강을 과하게 먹으면 속쓰림이나 설사가 있을 수 있으니 주의하세요.
- 생강은 몸을 따뜻하게 해 주는 성질이 있으니 열이 날 때는 자제하는 것이 좋겠습니다.
- 혈당 조절 효과로 당뇨 약을 복용 중이라면 필요 이상으로 혈당이 떨어지는 일이 없도록 수시로 혈당을 체크할 필요가 있겠습니다.
- 위, 식도, 입 안에 염증이나 궤양이 있다면 생강의 매운 맛과 레몬의 강한 신 맛이 자극이 될 수 있습니다. 농도를 조절해 보세요.

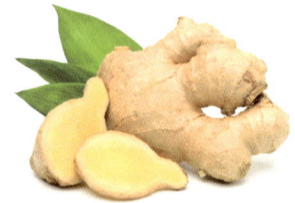

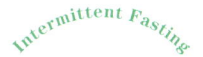

살 빠지는 조리법

같은 재료라 해도 조리 방법에 따라 당지수와 칼로리가 달라질 수 있습니다. 무조건 굶거나 먹는 양을 줄이는 방법으로는 장기적으로 다이어트에 성공할 수 없죠. 먹으면서도 할 수 있는 다이어트, 요령이 필요합니다. 칼로리를 낮추고 혈당은 억제하는 조리법을 소개합니다.

- 식품에 열을 가하면 생으로 먹는 것보다 당지수와 칼로리 모두 높아집니다. 다이어트에는 살짝 데치거나 삶는 방법이 좋겠습니다.

	조리 방법에 따른 당지수와 칼로리				
	조리 방법	생 것	삶기	튀김	굽기
감자 100g	당지수 (GI)	54	66	75	83
	칼로리	66	86	274	149

출처: www.glycemicindex.com / www.fatsecret.kr/

- 조리 과정이 길고 복잡할수록 영양 손실은 커지고 높은 온도에 노출될수록 식품 성분의 변화는 심해지죠. 조리 시간은 짧을수록 조리 방법은 간단할수록 좋습니다.
- 전자레인지의 가열 온도는 100도를 넘지 않고 조리 시간은 짧은 편이라 비교적 영양 손실이 적다는 장점이 있습니다.
- 양념류는 칼로리가 대체로 높죠. 혈당을 올리는 주범입니다. 국이나 찌개의 국물 맛을 낼 때는 가급적 천연 재료로 표고버섯이나 멸치, 다시마, 채소 등을 활용해 보세요.

양념류 칼로리 비교 (칼로리/1큰술)

고추장	33	설탕	35	버터	102
된장	30	꿀	64	마요네즈	99
쌈장	40	참기름	120	케첩	15
간장	8	식용유	120	샐러드 드레싱	59
식초	3	고춧가루	24	돈까스 소스	21

출처: www.fatsecret.lr/kr

- 소고기, 돼지고기, 닭고기와 같은 육류의 경우, 양념 많은 조림이나 찜보다는 수육이나 스테이크로 만들어서 소금과 후추로 간을 해 담백하게 먹습니다.
- 설탕의 단맛은 양파로 대신할 수 있죠. 백해무익한 설탕과는 멀어져야 합니다.
- 샐러드 드레싱에는 각종 식품 첨가물이 들어가 혈당을 자극하죠. 드레싱 때문에 샐러드가 칼로리 폭탄이 되기도 합니다. 샐러드 드레싱을 직접

만들어 보세요. 식초, 올리브 오일, 레몬즙, 후추로 맛을 낼 수 있습니다. 여기에 무가당 요거트를 첨가해도 좋고요. 아니면 무가당 요거트만으로도 샐러드 드레싱으로는 손색이 없습니다.

- 조리할 때 레몬즙이나 식초를 적극 활용해 보세요. 식후 혈당 상승을 억제하는 데 매우 효과적이죠.
- 생선이나 해산물은 튀김보다는 찜 또는 구이가 칼로리를 높이지 않습니다.
- 생선구이가 싱겁다면 소금이나 간장 대신에 레몬을 뿌려도 좋습니다. 레몬이 비린내를 잡아 주고 염분 섭취도 줄여 주죠.
- 볶음 요리할 때는 기름 대신 팬에 물을 조금씩 두르며 볶아 보세요. 칼로리를 낮출 수 있을 뿐 아니라 기름이 들어가지 않아 오히려 담백한 맛을 낼 수 있죠.
- 과일을 갈아서 주스로 마시면 소화 흡수가 빨라 혈당을 급격히 올리니 주의하세요.
- 주스 한 잔을 만들기 위해서는 생과일로 먹을 때보다 훨씬 더 많은 양의 과일이 필요합니다. 과당 섭취가 과하기 쉽죠.
- 과일을 말리면 당 함량과 칼로리 모두 높아져요.

말린 과일의 칼로리 변화 (칼로리/100g)				
	사과	감	바나나	포도
생과일	52	70	89	69
말린 과일	243	274	519	299

출처: www.fatsecret.kr/

- 과일은 가능하면 껍질째 생과일로 먹는 것이 가장 좋습니다. 껍질을 깎

아 버리면 식이 섬유를 포함해서 영양소의 반이 날아갑니다.

조리법 이렇게 바꿔 보세요

프라이드 치킨	전기구이 통닭, 백숙
감자튀김	삶은 감자, 찐 감자
소갈비 구이	사태찜, 생등심 구이, 수육
삼겹살 구이, 돈까스	돼지고기 편육
생선까스	생선찜, 생선구이
오징어 튀김	오징어 데친 것
볶음밥	비빔밥, 초밥
튀김 우동	메밀 국수, 냄비 우동
짜장면	기스면
새우 튀김	찐 새우, 새우 구이
군만두	물만두, 찐만두
계란 프라이	계란찜, 삶은 계란
다시마 튀각, 미역 자반	파래무침, 미역 초무침
흰쌀밥	잡곡밥, 콩밥
아이스크림	샤베트
생크림 케이크, 도넛	통밀빵, 시나몬 오트밀 쿠키
고구마 맛탕, 고구마 튀김	삶거나 찐 고구마
팝콘	강냉이
마요네즈, 허니 머스타드 소스	간장소스, 겨자소스, 식초 또는 레몬 주스

출처: 대한비만학회, 비만치료지침 2014

연구 결과로 본 조리법에 따른 체중 감량 효과

저탄수화물 다이어트와 저지방 다이어트의 체중 감량 효과를 비교하기 위해 성인 609명이 참여했습니다.[35] 참가자들을 두 그룹으로 나누어 한 그룹은 저탄수화물 다이어트를, 다른 한 그룹은 저지방식 다이어트를 1년 동안 실시했죠. 1년 후, 저탄수화물 다이어트를 한 참가자들은 평균 6kg의 체중 감량을 보였고, 저지방식 다이어트를 한 참가자들의 체중은 5.3kg 감량되었습니다. 1년 동안 두 그룹 사이의 감량 차이가 총 0.7kg밖에 나지 않았던 거죠. 저탄수화물식이나 저지방식, 체중을 줄이는 데 있어 이 둘의 효과는 크게 다르지 않다는 결론이었습니다. 하지만 실험 1년 동안 체중이 감소된 최대 27kg 감량 참가자들이 있었던 반면, 오히려 증가된 최대 9kg 증가 참가자들도 있었습니다. 연구원들은 이것에 주목했고, 이들을 다시 체중이 증가한 그룹과 감량된 그룹으로 나누어 그 원인을 찾아보았죠. 그리고 밝혀진 체중 증감의 원인은 바로, 연구 초기에 참가자들에게 전달된 지침 사항을 그들이 얼마나 잘 준수했는지에 따른 차이였다고 합니다. 그들이 전달 받은 지침 사항의 내용은 아래와 같습니다.

1 채소는 가능한 한 최대로 섭취하기
2 설탕, 정제 탄수화물, 트랜스지방의 섭취는 최소화하기
3 가능하면 정제되고 가공된 음식 안 먹기
4 질 좋은 음식 재료로 집에서 요리해서 먹기

이 지침 사항을 보면 알 수 있듯이, 체중 감량에 있어 저탄수화물식 또는 저지방식과 같은 특정 명칭의 다이어트 방법보다도 무엇을 어떻게 먹는지 즉, 식품의 선택과 조리법이 더욱 중요하다는 것을 알 수 있습니다.

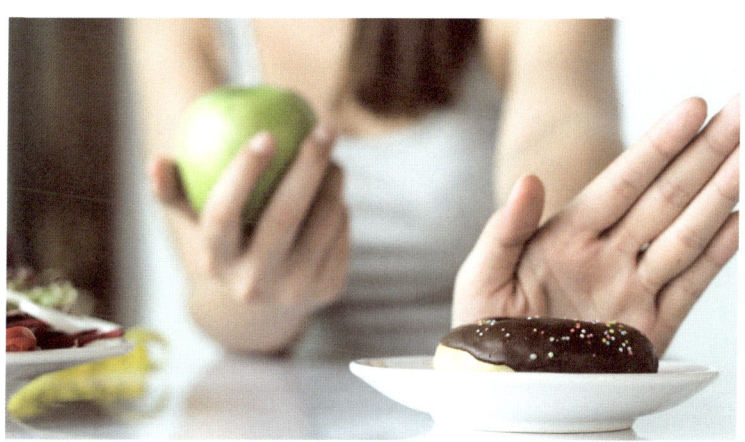

나에게 꼭 맞는
다이어트 맞춤 처방

Intermittent Fasting

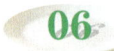

✦ 과식 후 급처방

과식한 다음 날 늘어난 몸무게, 먹은 것이 다 살로 간 걸까요? 과식 후 갑자기 늘어난 몸무게의 실체를 밝힙니다.

수분의 무게

과식으로 음식 섭취량이 늘면 염분의 섭취량 역시 증가합니다. 나트륨 자체는 칼로리가 없지만 수분을 잡아 두려고 하는 성질이 있죠. 때문에 염분의 섭취가 늘어나면 체내 수분이 쌓이게 됩니다. 체내 수분 배출이 원활하지 않으면 부종이 생기는 거죠. 과식한 다음 날 증가한 몸무게는 바로 이 수분의 무게가 한몫을 한다고 볼 수 있겠습니다.

섭취한 음식의 무게

먹은 음식이 소장과 대장을 통과하는 데 걸리는 시간은 약 36시간이고 대변으로 배설되기까지 걸리는 시간은 개인 차가 있어서 대략 2~5일이 소요됩니다.[36] 과식한 다음 날 증가한 몸무게에는 당연히 전날 먹고 배설되지 못한 음식물의 무게가 포함된 것이죠.

체중 1kg = 약 7,700kcal

체중 1kg이 늘어나기 위해서는 약 7,700kcal가 필요합니다.[37] 보통 과식으로 추가되는 칼로리는 하루 대략 500~1,500kcal 사이로 추정되죠.[38] 그러니 체중 1kg을 늘리기 위해서는 5일 동안 하루 평소 먹던 양에 1,500kcal 이상을 추가로 섭취해야 합니다. 단번에 1~2kg을 늘리거나 줄이는 일이 그렇게 만만하지만은 않죠.

한 번의 충동적인 과식으로 다음 날 갑자기 늘어난 체중, 하지만 다행스럽게도 아직은 이것을 되돌릴 기회가 있습니다. 이때 무엇보다도 필요한 것은 과식으로 불안정해진 컨디션을 빨리 되돌려 그 전의 몸무게로 회복될 수 있도록 신속하게 조치를 취하는 것입니다.

과식 후 응급처치

공복 유지

과식 후에는 바로, 최소 16~18시간 단식으로 공복 상태를 유지합니다. 일정 시간 공복을 유지함으로써 과로한 장기를 쉬게 해 주는 거죠. 컨디션을 회복하기에 이보다 더 좋은 방법은 없습니다. 단식을 통해 과식으로 높아진 체내 염증 수치를 낮추고, 복부 팽만감을 해소할 수 있습니다. 기존에 이미 16시간 또는 그 이상의 단식 시간이 유지되는 간헐적 단식을 하고 있었다면 과식 후라 해도 동일한 단식 시간을 그대로 유지하면 되겠습니다_{예: 16:8, 20:4, 또는 격일 단식 등}.

수분 섭취

과식한 다음 날 충분한 수분 섭취가 필수입니다. 체내의 염분 배출을 위해서라도 하루 적어도 2리터의 물을 수시로 충분히 마셔 주는 것은 중요하죠. 따뜻한 물은 소화를 촉진하고 장 내 운동을 활성화하고 복부 팽만감으로 불편한 속을 달래 주는 데도 아주 효과적입니다.

식초물

과식한 다음 날 아침 식초 한 스푼을 희석한 물을 마시면 과식으로 불안정한 혈당을 안정시켜 주죠.

과식 후 첫 식사는 채소 위주로

채소는 위에 부담이 없고 식욕을 유발하지 않아 과식 후 첫 식사로 적당합니다. 생채소보다는 살짝 익힌 채소가 소화와 복부 팽만감 해소에 더 도움이 됩니다.

공복 운동

공복에 하는 운동은 지방 연소를 활성화시킵니다. 과식으로 추가된 칼로리를 소모하기 위해서라도 과식 다음 날에는 공복 운동을 해 보세요. 유산소 운동이나 무산소 운동 모두 좋습니다. 다소 빠른 걸음으로 한 시간 정도 걸으면 혈당 수치가 안정되고 지방 연소가 촉진됩니다. 과식으로 스트레스 받은 심신을 빠르게 원상복귀 시켜 주는 데도 매우 효과적이죠.[39]

수면

충분한 양질의 수면을 취합니다. 잠을 자는 동안 성장호르몬의 분비가 활발해지면 지방 연소가 활성화되죠. 또한, 충분한 수면은 배고픔을 자극하는 호르몬 그렐린ghrelin의 수치를 안정시켜 식욕도 잦아드는 효과가 있습니다. 과식한 날에는 최소 8시간의 수면이 필요합니다.

다이어트 중 충동적으로 과식을 하게 되는 경우가 있습니다. 실망스러운 마음에 후회와 자책을 하게 되는데요. 누구나 할 수 있는 실수죠. 심한 실망과 자책은 오히려 다이어트에는 장애가 될 수 있습니다. 차라리 이때는 실수를 빠르게 인정하고 원래 하던 다이어트 패턴으로 다시 되돌아가려는 노력이 필요합니다. 어느 누구도 완벽할 수는 없으므로 실수가 있을 때를 대비해 그것에 대한 대책을 미리 준비해 둘 필요가 있겠습니다.

✦ 명절 다이어트, 요령껏 먹기

즐거워야 하는 명절이 다이어터들에게는 부담이 될 수밖에 없습니다. 안 먹을 수도 없고 알아서 적당히 먹자니 그것도 어렵고. 맛있는 명절 음식 앞에서 속수무책으로 무너져 버린 적이 한두 번이 아니었으니까요. 이렇게 무너지지 않기 위해서는 명절 전 꼼꼼한 사전 준비가 필요합니다.

명절 날 있을 수 있는 과식과 폭식을 피하기 위해 명절 날에도 요령껏 할 수 있는 효과적인 다이어트 팁들이 있습니다. 명절 전 확인해 보고 내가 할 수 있는 것들을 미리 정해 가지고 있으면 이것만으로도 명절로 인한 스트레스를 어느 정도는 줄일 수 있고, 명절 당일에도 포기하지 않고 즐기면서 다이어트를 유지할 수 있습니다.

명절에 하는 다이어트 팁

식사 시간 외에는 먹지 않기

하루 한 끼를 먹든 두 끼를 먹든 식사 시간 외에는 먹지 않습니다. 이런 결심을 미리 해 두지 않으면 명절 같은 날에는 하루 종일 음식을 입에 달고 있을 확률이 아주 높죠.

식사 직전 식초 희석한 물 마시기

식초 한 두 스푼을 물에 희석해서 식사 직전에 마시면 식후 혈당과 인슐린

관리에 도움이 됩니다 133페이지 참고.[19] 생수병에 식초 희석한 물을 미리 준비해 두면 식사 전 번거롭지 않게 바로 마실 수 있죠.

탄수화물은 맨 나중에 먹기

같은 음식을 먹는 순서만 바꿔 먹어도 식후 혈당에는 큰 차이가 있습니다 89페이지 참고.[40] 식이 섬유가 풍부한 채소류를 가장 먼저 먹고 다음으로 단백질과 지방, 그리고 탄수화물을 맨 나중에 먹습니다. 이 순서로 먹으면 포만감이 오래가고 혈당 상승과 인슐린 분비가 억제되는 효과가 있죠. 같은 음식, 같은 양을 먹어도 살이 덜 찔 수밖에 없습니다.

먹을 만큼만 접시에 담아 먹기

눈 앞에 맛있는 음식들이 가득하면 어느 누구도 통제가 쉽지 않습니다. 보통, 한국식으로 한 상 가득 차려 놓고 그 상에 둘러앉아 여럿이 함께 나눠 먹다 보면 내가 실제로 먹은 양을 알기는 쉽지 않죠. 배가 불러도 모르는 척하고 자꾸 먹게 됩니다. 과식하기 딱 좋죠. 미리 접시에 내가 먹을 만큼만 정해서 담아 먹으면 이 부분은 어렵지 않게 통제할 수 있습니다.

식사 시간 최소 20분, 천천히 꼭꼭 씹어 먹기

먹기 시작하고 나서 배가 부르다고 느끼기까지는 약 20분의 시간이 걸립니다.[41] 빨리 먹게 되면 포만감을 느끼기도 전에 과식하기 쉽죠.

식사 중 잠시 수저 내려놓기

식사 도중 대화를 나눌 때는 잠시 수저를 내려놓습니다. 수저를 잠시 내려놓는 것만으로도 음식에 대한 욕구가 수그러드는 것을 경험할 수 있죠.

식후엔 적극적으로 몸 움직이기

식사 후에는 의도적으로라도 몸을 움직여 주세요. 식후 급격한 혈당 상승을 막을 수 있습니다 84페이지 참고.[42] 식사 후 뒷정리로 설거지나 청소도 좋고, 마트에 심부름 가는 것도 도움이 되죠. 아이들과 몸으로 놀아 주는 것도 아주 좋은 방법입니다.

미리 준비하는 명절 다이어트 팁으로 요령껏 다이어트도 유지하고 명절의 즐거움도 포기하지 않기를 바랍니다.

✦ 마인드풀 이팅 mindful eating으로 더 배부르게

TV를 보면서 드라마에 정신을 빼앗긴 채로 음식을 먹다 보면 어느 순간 내 앞에는 빈 그릇만 덩그러니 놓여져 있을 때가 있습니다. 먹긴 먹은 것 같은데 먹은 것 같지 않아 허전함은 여전하죠. 결국 더 먹을 걸 찾게 됩니다. TV뿐 아니라 스마트폰이나 컴퓨터를 보면서 음식을 먹게 되면 포만감은 말할 것도 없고 감정적으로도 만족감을 느낄 수 없어 추가 음식 섭취로 이어지기 쉽습니다.

먹는 동안에는 먹는 것에만 온전히 집중하는 것을 마인드풀 이팅mindful eating이라고 하죠.[43] 여기서 '마인드풀mindful'은 '인지하는', '주의하는' 또는, '신경 쓰는' 등의 의미를 가집니다. 다른 것에 정신이 팔린 채로 먹지 않고, 허겁지겁 먹지 않고, 먹을 때는 음식에 집중해서 맛과 향을 음미하며 즐기면서 먹어야 한다는 거죠.

같은 음식을 먹더라도 마인드풀 이팅을 하면 체중 감량에 보다 효과적이라는 연구 결과도 있습니다.[44] 15주 동안 동일한 조건에서 마인드풀 이팅을 한 그룹은 체중 1.9kg이 감소한 반면, 그렇지 않은 그룹의 체중은 거의 변화가 없었던 것으로 나타났습니다.

마인드풀 이팅과 관련된 기존의 24개의 연구 논문들을 분석한 결과입니다.[45] 먹는 것에 집중하지 않고 산만한 상태에서 식사를 한 사람들의 음식 섭취량은 마인드풀 이팅을 한 사람들에 비해 더 많았고, 식사 이후 음식의 추가 섭취 역시 더 많았던 것으로 확인됐습니다. 또 다른 연구 논문에서도, 컴퓨터 게임을 하며 식사를 한 사람들은 그렇지 않은 사람들에 비해 식사 후 느끼는 포만감의 정도가 더 낮았고, 이로 인

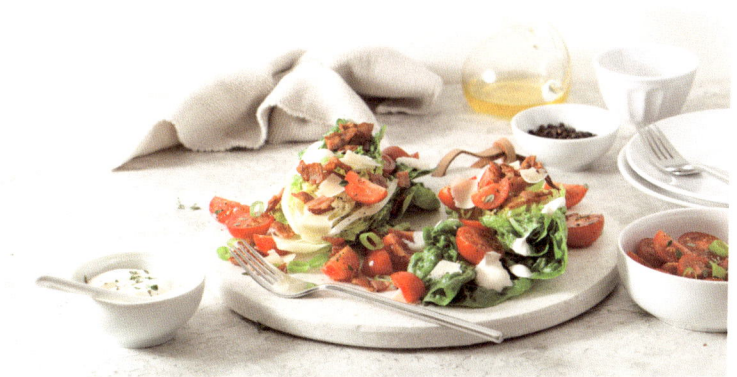

마인드풀 이팅이 되기 위한 4가지 조건[44]

1 방해 받지 않는 식사 시간 확보하기
2 앉아서 먹기
3 천천히 먹고 한 입, 한 입 맛을 음미하며 먹기
4 식사 시간은 최소 20분 이상 유지하기

한 식사 후 간식 섭취량이 48%나 더 증가한 것으로 나타났습니다.[46]

같은 음식을 먹어도, 눈으로 보고 코로 냄새 맡고 입으로는 맛을 느끼며 먹는 행동은 포만감과 만족감을 증가시킵니다. 위의 연구 결과들이 보여주듯이 섭취량이 감소하는 효과도 있으니 체중 감량도 효과적이죠. 마인드풀 이팅이 중요한 또 한 가지 이유는 우리에게 먹는 즐거움을 느끼게 해 준다는 것입니다. 아무리 일이 바빠도, 볼거리에서 눈을 뗄 수 없어도, 적어도 먹는 동안만이라도 다 내려놓고 음식을 충분히 즐겨 보려는 노력을 해 봐야겠습니다.

✦ 오늘만 기다렸다, 치팅데이 – 똑똑하게 치팅하기

치팅데이 cheating day 는 평소 다이어트로 먹지 못했던 음식을 그날 하루만큼은 먹어도 된다고 허용하는 날입니다. 미리 계획된 작은 일탈이라고도 할 수 있는 치팅데이는 힘든 다이어트로 고생하는 스스로에게 주는 심리적 보상이라고 할 수도 있겠습니다. 치팅데이는 어느새 다이어트 문화로까지 자리매김을 하고는 있지만 다이어트 효과에 있어서만큼은 긍정적이지만은 않습니다.

치팅데이가 주는 이점은 하루의 일탈로 다이어트 스트레스가 다소 해소될 수 있고, 이것이 지치기 쉬운 다이어트를 지속하는 데 도움이 될 수 있다는 겁니다. 또한, 다이어트로 느려질 수도 있는 에너지 대사에 하루 치팅이 활력으로 작용하기도 하죠. 더 먹어 주는 방법으로 정체기를 극복하는 것과 크게 다르지 않습니다. 168페이지 참조.

반면, 치팅데이로 인해 다이어트에 부정적인 결과가 초래되기도 하는데요. 치팅데이에는 무엇이든 원없이 먹어도 된다고 믿고 건강하지 못한 음식들로 과식과 폭식을 반복하는 것이지요. 아무리 치팅데이라고 해도 이렇게 먹은 음식들의 잉여 칼로리로부터 자유로울 수는 없습니다. 결국 이날의 잉여 칼로리는 체지방으로 축적될 테니까요.

다이어트의 성공은 단순한 체중 감량만은 아니죠. 감량 후에도 감량된 체중이 유지되어야 합니다. 그러기 위해서는 다이어트와 함께 감량된 체중을 유지할 수 있는 건강한 식습관이 형성되어야만 하죠. 치팅데이가 과식과 폭식을 부추기는 계기로 작용하고, 그래서 과식과 폭식이 반복적으로 지속된다면 오히려 위험한 습관 하나를 더 얻게 되는 것과 다르지 않습니다.

치팅데이가 고된 다이어트에 심리적 보상으로 작용한다 해도 궁극적으로 득보다 실이 크다면 굳이 다이어트를 위협하면서까지 치팅데이를 해야 할 이유는 없죠. 개인마다 다를 수 있으므로 치팅데이로 올 수 있는 득과 실을 꼼꼼히 따져 볼 필요가 있겠습니다. 그리고 득이 될 수 있는 범위 안에서만 다이어트 치팅을 활용해 보시기 바랍니다.

다이어트에 도움이 되는 치팅 전략

치팅데이보다는 한 끼의 치팅으로

먹고 싶던 음식 한두 가지를 포함하는 한 끼의 치팅이 하루 종일 치팅하는 치팅데이보다 안전합니다.

반드시 사전에 계획하고 실천하기

식사 메뉴에서 디저트까지, 뭘 먹을지 그리고 어디서 먹을지를 미리 결정하세요. 준비만으로도 치팅의 즐거움은 커지고 사전 계획으로 충동적 과식과 폭식을 막을 수 있습니다.

나를 위한 한 끼

고마운 타인에게 감사하듯 스스로에게 고마움을 표현하는 한 끼의 치팅은 어떨까요? '참 고생이 많다, 잘하고 있어, 고마워' 하는 마음으로 아무거나 먹이지 마시고 양보다는 질로 스스로를 정성껏 대접해 보기 바랍니다.

치팅할 때도 마인드풀 이팅 mindful eating

치팅할 때면 더욱 더 음식을 폭풍 흡입하게 되죠. 치팅이라고 해서 예외를 두지 마세요. 치팅을 할 때도 시간을 가지고 눈과 코로, 입으로 음식을 즐기는 마인드풀 이팅이 되어야 합니다. 158페이지 참고.

치팅의 마지막은 걷기

치팅의 부담감마저도 덜어 주는 간단하지만 효과적인 팁이 바로 식후 걷기입니다84페이지 참고. 식사 직후 10~30분 걷는 것만으로도 식후 혈당과 인슐린의 급격한 증가를 억제할 수 있어 체중 조절에 큰 도움이 됩니다. 식후 걷기로 치팅을 마무리하면 치팅의 부담감이 줄어서 치팅이 더 즐거워질 수 있습니다.

생일파티, 식사 모임 또는 회식을 한 끼의 치팅으로 대신하기

어떤 이유로든 다이어트 중에는 다른 사람들과의 식사 일정이 잡히면 부담스러울 수밖에 없는데요. 이럴 땐, 그 식사 자리를 한 끼의 치팅으로 대신해 보세요. 스트레스는 줄이면서 가볍게 그 시간을 즐길 수 있는 방법입니다.

이런 경우라면 치팅은 NO!

식이 장애가 있거나 평소 식욕 조절이 쉽지 않고 충동적인 성향이 강하다면 한 끼의 치팅이라도 하지 않습니다.

다이어트를 하다 보면 몸뿐만 아니라 마음도 지치기 쉽습니다. 단순하게 먹고 싶던 음식을 먹는 기회로만 치팅을 이해하기보다, 힘든 다이어트를 잘 참고 견디는 나에게 감사와 칭찬으로 힘을 북돋아 주는 기회로 여기고 접근하면 어떨까요? 꼭 음식이 아니어도 나를 기쁘게 해 줄 나만의 보상 방법이 있을 겁니다. 더 열심히 해야지 하는 동기부여가 될 수 있는 나만을 위한 보상 방법을 찾아 보시기 바랍니다.

✦ 설탕: 스윗하지만 멀어져야 해

식사와 함께 가볍게 곁들이는 한 잔의 탄산음료나 주스만으로도 우리 몸에는 알게 모르게 더 많은 지방이 쌓이게 됩니다. 이 달달한 음료에 들어 있는 설탕이 지방의 분해를 방해하기 때문이죠.[47] 설탕의 과잉 섭취는 세계 사망 원인의 1위인 심장 질환의 주요 원인이기도 합니다.[48] 또한, 혈당을 자극해서 설탕의 섭취가 과하면 비만과 인슐린 저항성을 유발하죠. 비만과 인슐린 저항성은 바로 제2형 당뇨를 일으키는 위험 요인이기도 합니다.[49]

설탕을 대체할 수 있는 천연 감미료

스테비아 stevia	스테비아 레바우디아나 Stepia rebaudiana라는 식물의 잎에서 추출한 100% 천연 제품으로 칼로리가 거의 없으며 인체에 무해한 것으로 알려져 있습니다. 당뇨병 환자들의 혈압과 혈당을 낮추는 데 도움이 된다는 연구 결과가 있습니다.[50]
자일리톨 xylitol	옥수수 또는 자작나무에서 주로 추출되나 다양한 과일과 채소에도 들어있는 천연 감미료로 혈당을 자극하지 않아 인슐린을 거의 증가시키지 않습니다.[51] 그램(g)당 2.6칼로리로 설탕보다 칼로리가 30% 정도 적습니다.[52]
에리스리톨 erythritol	과일에서 발견되며 칼로리는 거의 없고,[52] 맛은 설탕과 비슷하다는 장점이 있습니다. 설탕보다 훨씬 당도가 높아 조금만 사용해도 된다는 이점이 있죠. 역시 혈당과 인슐린을 거의 자극하지 않아 설탕 대신으로 사용 가능합니다.[53]

설탕을 당장 끊는 것이 어렵다면 천연 감미료가 대안이 될 수 있습니다. 설탕 대신 천연 감미료를 사용하면 설탕 섭취로 인한 피해를 줄이는 데 도움이 되죠. 하지만 천연 감미료라고 해도 사용량에 있어서는 여전히 주의가 필요합니다. 단맛에 길들여질수록 단맛에 대한 의존성이 강해져 더 강한 단맛을 원하게 되기 때문이죠. 단맛은 비만 호르몬 인슐린의 분비를 자극합니다.

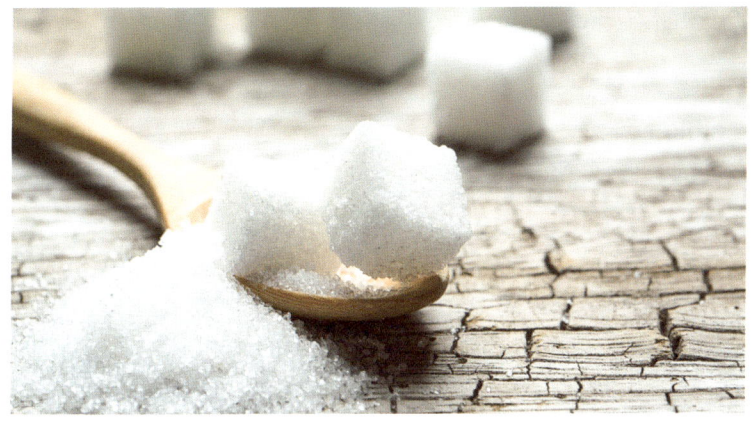

　이외에도 설탕의 과잉 섭취는 암, 지방간, 우울증, 세포 노화와도 밀접한 관련이 있으며, 여드름을 증가시키는 원인이기도 하죠.[54-57]

　칼로리는 높지만 빈 영양소가 바로 설탕입니다. 정제 과정에서 비타민과 미네랄과 같은 영양소가 다 빠져나갔기 때문이죠. 또 설탕은 중독성이 강해서 한번 그 맛에 길들여지면 보통의 자제력으로는 통제가 쉽지 않습니다. 설탕의 단맛은 마약으로 분류되는 코카인 cocaine 보다 더 높은 강도로 우리의 뇌를 즐겁게 해 주기 때문이죠.[58] 먹을수록 더 높은 강도의 단맛을 원하게 하고, 배고픔을 유발시켜 음식에 대한 갈망을 증가시킵니다. 다이어트를 할 때일수록 특별히 설탕 섭취를 더욱 엄격하게 자제해야 하는 이유가 바로 그래서인 거죠.

　설탕이 건강에도 다이어트에도 적이라는 것에는 이견이 있을 수 없습니다. 설탕은 달콤하지만 설탕이 우리 건강에 끼치는 영향은 전혀 스윗하지 않죠. 건강에도 다이어트에도 해로울 뿐입니다. 단맛과는 멀어지는 게 답입니다.

✤ 정체기 극복하기: 왜 안 빠지지?

다이어트 초기에 오는 정체기?

다이어트 초기에 나타나는 정체기 아닌 정체기가 있습니다. 다이어트를 시작하고 처음 1, 2주 동안은 기대한 것 이상으로 살이 잘 빠지는 기분 좋은 경험을 하게 됩니다. 하지만 이것은 대부분의 사람들이 경험하게 되는 일시적인 현상이지요.

다이어트 초기에 일어나는 수월한 체중 감량은 체내 수분의 급격한 감소가 주원인입니다. 다이어트로 외부로부터 들어오는 음식물이 부족하면 먼저 간에 저장된 글리코겐Glycogen이 포도당으로 분해되어 에너지원으로 쓰이게 되죠. 이때 포도당과 함께 저장되어 있던 적지 않은 양의 수분도 함께 빠져나가기 때문입니다.

보통 이런 상태는 1, 2주 유지되다가 2, 3주가 되면서 원래의 감량 속도로 돌아옵니다. 이때가 되면 감량 속도가 눈에 띄게 줄어들고 급기야 몸무게는 멈춰 선 듯이 느껴지죠. 다이어트를 시작하고 얼마 지나지도 않았는데 정체기가 왔다며 실망하기도 하고 스스로의 다이어트 방법에 문제가 있는 건 아닌지 의심도 하게 됩니다.

다이어트를 시작하고 대부분 한 달을 못 넘기는 이유가 바로 이 시기를 견디지 못하고 포기하기 때문이지요. 하지만 이 시기를 지나야 비로소 본격적인 지방 연소가 시작됩니다. 다이어트 초기에 경험하게 되는 이 시기를 정체기로 받아들이고 걱정을 하기보다는 다이어트를 시작하면 누구나 거쳐가게 되는 다이어트의 한 과정 정도로 받아들일 필요가 있겠습니다.

정체기 바로 알기

체중 감소는 우리가 바라는 것처럼 시간과 비례해서 일어나지 않습니다. 감량과 정체의 끝없는 반복이죠. 때문에 다이어트를 하다 보면 누구나 길든 짧든 정체기에 직면할 수밖에 없습니다.

다이어트에 정체기가 오는 이유는 다음과 같습니다.

세트포인트 체중

우리 몸이 지니고 있는 체중의 설정값 '세트포인트set-point' 때문입니다 171페이지 참고. 몸은 세트포인트로 정해진 기존의 익숙한 체중을 어떻게 해서든 유지하고 싶어 합니다. 몸이 기억하는 기존의 세트포인트로 정해진 체중을 잊고 감량된 몸무게를 새로운 세트포인트로 받아들이게 하기 위해서는 충분한 시간과 꾸준힌 다이어트만이 답입니다.

기초대사량 저하

다이어트로 먹는 양이 줄면 우리 몸은 그에 대한 반응으로 기초대사량을 떨어뜨려 에너지 소비를 최소화합니다. 에너지 저장 모드가 되는 거죠. 지나친 다이어트로 이런 상태가 되면 먹는 걸 더 줄여도 체중은 좀처럼 움직이지 않습니다. 정체기가 온 거죠.

정체기가 왔다면, 그동안의 체중 감량 속도가 너무 빨랐던 것은 아닌지 또, 너무 과도한 칼로리 제한 다이어트를 하고 있었던 것은 아닌지, 지금 하고 있는 다이어트를 한 번 점검해 볼 필요가 있겠습니다. 무리한 다이어트로 오는 정체기는 극복하는 데 많은 시간이 소요될 수 있습니다. 감량이 잠시 멈추는 이때, 인내심을 가지고 기다려 줄 필요가 있겠습니다.

정체기에 각별히 신경 써야 할 것은 멈춘 몸무게가 아니라 의기소침해지는 우리의 마음이죠. 규칙적인 운동과 기존의 다이어트 식단을 유지하면서 이 기간을 지내다 보면 분명히 감량이 수월해지는 때가 다시 오니 기다려 보시기 바랍니다.

먹어서 극복하는 다이어트 정체기?

다이어트 정체기가 왔을 때 일정 기간 의도적으로 더 먹어 줌으로써 정체기를 극복하는 방법이 있습니다. 몸을 살짝 속이는 치팅으로 정체기를 극복하는 방법이라고 할 수 있죠.

최근 소개된 연구를 보면, 16주 동안 칼로리 제한 다이어트와 칼로리 제한 없이 먹는 일반 식이를 각각 2주씩 번갈아 반복했더니 칼로리 제한 다이어트만 16주 동안 지속적으로 했을 때보다 체중이 5kg 이상 더 큰 폭으로 감소한 것으로 나타났습니다. 지속적으로 칼로리를 제한하기보다는 한 번씩은 칼로리 제한 없이 먹어 주는 것이 체중 감량에 더 효과적이라는 건데요. 간헐적 단식으로 먹고 단식하기를 반복하는 원리와 크게 다르지 않아 보입니다.[59]

정체기에는 실제로 많은 분들이 무조건 덜 먹는 방법으로 정체기를 벗어나려는 노력을 합니다. 하지만 이미 섭취량을 꾸준히 줄여 온 상태라면 덜 먹는 방법은 오히려 몸을 더 심각한 기아모드 starvation mode 로 밀어 넣는 것과 다를 바가 없습니다. 상황을 더욱 악화시킬 따름이죠.

위의 연구에 의하면, 인체의 에너지 대사의 흐름을 바꿔 놓기 위해서는, 즉 다이어트로 인해 떨어진 기초대사량을 다시 원래 상태로 끌어올려 놓기 위해서는 약 2주 정도의 시간이 소요된다고 합니다. 칼로리를 제한하지 않는 2주 동안에는 체중이 오히려 더 늘어날 수도 있을 겁니다. 하지만 이런 방법으로 몸의 대사가 활성화되면 정체기는 극복되고 체중계 바늘은 다시 움직이기 시작하는 거죠.

감량한 체중 유지: 다시 찌고 싶지 않아

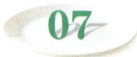

✦ 다이어트 유지는 왜 어려울까?

많은 사람들이 다이어트에 도전하고 그들 중 일부만이 어렵게 목표 체중에 도달합니다. 하지만 기쁨도 잠시, 또 다른 도전에 직면하게 되는데요. 이제부터 감량한 체중을 어떻게 유지하느냐는 문제죠. 체중 감량 못지않게 감량한 체중을 유지하는 것은 쉽지 않습니다. 한 연구에 따르면, 다이어트에 성공하고 3년이 지났을 때 보니 감량된 체중의 75%를 유지했던 참가자들은 약 12%뿐이었고, 40%는 오히려 원래의 체중보다 더 늘어났던 것으로 밝혀졌습니다.[60]

이것과 크게 다르지 않게, 체중 감량에 성공하고 5년이 지났을 때, 참가자 중 10%만이 처음 감량된 체중의 19%를 유지하고 있었다고 합니다.[61] 나머지 90%의 참가자들은 원래의 체중으로 되돌아갔거나 더 증가된 것으로 미루어 짐작이 되죠.

어렵게 뺀 몸무게가 왜 자꾸 처음으로 되돌아가려는 걸까요? 이것을 설명해 주는 것이 '세트포인트set-point' 이론입니다.[62] 세트포인트 이론에 의하면 인체의 적정 체온이 36.5℃로 정해져 있듯이 몸무게 역시 타고난 유전적 요인과 살아온 환경에 의해서 정해진 적정 몸무게가 있다고 합니다. 우리 몸의 체온이 항상 일정하게 유지되고 있는 것처럼, 세트포인트로 정해진 몸무게 역시 항상성에 의해 관리되며 일정 범위를 벗어나지 않게 유지되고 있는 거죠. 때문에 체중이 일시적으로 늘거나 줄게 되더라도 자연스럽게 세트포인트로 정해진 체중으로 되돌아가게 됩니다. 바로 이 복원력 때문에 아무리 어렵게 감량에 성공을 해도 감량된 몸무게를 유지하기가 쉽지 않은 거죠. 그렇다면 이미 세트포인트로 정해진 몸무게를 어떻게 하면 새로 감량된 몸무게로 바꿀 수 있을까요?

✦ 어떻게 유지할까?

체중 감량에 성공하고 감량된 몸무게를 잘 유지하고 있는 사람들이 많지는 않아도 아예 없는 것은 아닙니다. 다이어트로 감량된 체중을 유지하는 것이 어렵기는 하지만 아주 불가능하지는 않다는 거죠.

이미 세트포인트로 정해져 있는 체중을 바꾸기 위해서는, 그리고 바뀐 체중을 새로운 세트포인트로 몸이 인식하게 하기 위해서는 짧지 않은 시간이 필요합니다. 새롭게 감량된 체중에 몸이 익숙해지기 전까지는 원래의 세트포인트 체중으로 돌아가려는 몸의 도전은 계속될 테니까요. 이런 이해가 바탕이 된다면, 어렵게 체중 감량에 성공해도 왜 번번이 실패하게 되는지 그 이유를 이해할 수 있죠.

감량에 성공하고도 감량된 체중을 유지하지 못하는 이유는 무엇보다도 일단 빼고 보자는 조급함으로 빠르고 확실한 다이어트 방법만을 선호하기 때문입니다. 또, 체중 감량에만 목표를 두고 유지에는 관심이 없기 때문에 목표 체중에 도달해도 그 이후에 대해서는 아무런 대책이 없는 거죠. 감량된 체중을 유지하기 위해서는 식습관의 변화가 병행되지 않고서는 불가능한데도 말이죠.

어느 누구도 하루 아침에 비만이 되지는 않습니다. 오랜 시간 동안 반복된 행동의 누적된 결과이죠. 살을 뺄 때도 다르지 않습니다. 날씬한 몸이 되기 위해서도 그만큼의 시간과 노력이 필요합니다.

✦ 식습관과 생활 습관의 변화가 답이다

지금의 내 몸과 체중은 지금까지 내가 한 선택들과 행동들이 모여서 만들어진 결과입니다. 아무 생각 없이 매일 반복되는 일상으로 굳어진 습관에 내 몸을 맡기고 살아왔죠. '평생 다이어트'를 기정 사실로 체념한듯 받아들이고 살고 있습니다. 하지만 꼭 그런 것만은 아니죠. 평생 다이어트를 잊고 살 수도 있습니다.

습관을 만드는 일은 길을 만드는 일과 다르지 않습니다. 처음에 길이 없는 곳을 지나가는 것은 쉽지 않죠. 없는 길을 새로 만드는 일도 시간이 아주 오래 걸립니다. 오랜 습관을 바꾸는 일 역시 한두 번의 노력으로 되는 것은 아니죠. 하지만 계속 같은 곳을 지나다니다 보면 어느덧 새 길이 만들어지듯, 바꾸려는 작은 노력들이 모이고 쌓이다 보면 결국 오래된 습관은 지워지고 새로운 습관이 자리잡게 되죠. 길을 내는 일도 처음의 수고로움을 견디고 한 번 만들고 나면 더 이상 어렵지 않듯이, 습관을 만드는 일도 다르지 않습니다.

한 번 바뀌면 내 몸이 건강하게 바뀌고 삶이 업그레이드되죠. 아무리 어려워도 이 정도의 보상이면 해 볼 만하지 않을까요?

✦ 감량된 체중을 유지하기 위한 팁

간헐적 단식 실천

호르몬은 신진대사뿐 아니라 식욕과 체중에 깊이 관여하죠. 때문에 감량된 체중을 유지하는 데 있어서도 호르몬의 역할은 매우 중요합니다. 간헐적 단식으로 하루 일정 시간 공복을 유지하는 것만으로도 비만의 원인, 호르몬의 불균형을 개선할 수 있습니다.

규칙적인 운동

운동 없이 식이 요법만으로 체중 감량에 성공한다 해도 감량된 체중을 유지하기 위해서 운동은 필수입니다. 장기적으로 다이어트의 성공 여부를 가능하게 하는 요인 중의 하나가 바로 운동의 실시 여부이죠.[63] 따로 운동할 시간과 여건이 안 된다면 식후 걷기, 출퇴근길 두세 정거장 걷기, 엘리베이터 대신 계단 이용하기, 짬짬이 하는 스트레칭 등 자투리 시간을 이용하는 생활 속 틈새 운동을 습관으로 정착시키는 것도 좋은 방법입니다.

정기적인 몸무게 측정

감량 후에도 스스로의 체중을 정기적으로 모니터링하는 것은 감량된 체중을 유지하는 데 있어 간단하지만 매우 효과적인 전략입니다.[64] 몸무게가 증가하는 것을 사전에 막을 수 있을 뿐 아니라 몸무게를 늘리지 않으려는 평소의 노력이 생활 습관으로 자리잡게 되죠.

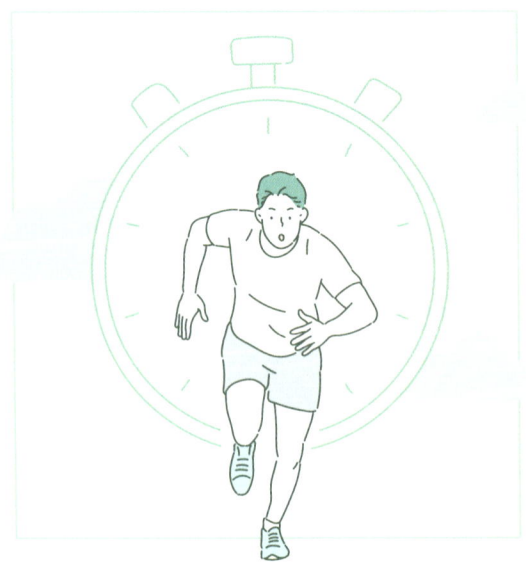

감량된 체중을 유지하기 위한 적정 음식 섭취량 찾기

그날그날 먹은 음식들을 기준으로 체중의 변화를 살피다 보면, 현재 몸무게를 유지하기에 적합한 음식의 적정 섭취량을 찾을 수 있습니다.

No 치팅!

다이어트 유지기에는 치팅하지 않습니다. 다이어트 유지기에 하는 치팅은 감량된 체중을 유지하는 데 필요한 식습관 형성을 방해하죠. 체중 유지에 위협이 될 뿐입니다. 한 연구에서 확인된 바에 따르면, 치팅을 하지 않는 사람들은 치팅하는 사람들에 비해 체중 감량 후 몸무게를 유지하는 데 성공할 확률이 2배나 더 높았던 것으로 나타났습니다.[65]

실수에 대비하기

어느 누구도 완벽하지 않습니다. 누구나 통제력을 잃을 때가 있죠. 미리 이런 상황을 대비해서 대책을 마련해 놓으면 불가피한 상황이 벌어졌을 때 신속한 수습으로 빠르게 일상의 패턴으로 돌아갈 수 있습니다 153페이지 참고.

Intermittent Fasting

다시 찌지 않으려면

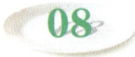

    감량된 체중을 유지하는 방법은 살을 빼는 방법과 크게 다르지 않습니다. 살이 찌는 원인을 이해하고 원인이 되는 행동과 습관들을 지워 나가는 거죠. 그리고 이것들을 대신해 감량된 체중을 유지할 수 있는 새로운 행동과 습관을 만들고 정착시킵니다.

    이를 실천하기에 가장 적합한 방법이 바로 간헐적 단식입니다. 간헐적 단식으로 내 몸 맞춤 다이어트를 하다 보면 나도 모르게 내 몸에 귀를 기울이게 되고 비로소 내 몸에 관심을 갖게 되죠. 건강을 생각하게 되면서 입이 아닌 몸에 좋은 식사법을 찾게 되고, 이런 생활을 키워 나가다 보면 자연스럽게 건강한 식습관이 형성됩니다. 감량된 체중을 유지하기 위해서는 무엇보다도 과거의 식습관으로 되돌아가지 않아야 하는데 결국, 간헐적 단식이 답인 거죠.

    하지만 아무리 좋은 다이어트 방법을 알고 있다고 해도 내가 실천하지 않고 나서서 바꾸지 않으면 아무것도 나아지지 않습니다. 생각

다시 살이 찌지 않기 위한 식습관 실천 포인트

1 설탕은 무조건 멀리하기
2 과잉 탄수화물 섭취량 줄이기
3 정제 탄수화물 대신 통밀가루, 통곡물 섭취하기
4 적정량의 양질의 지방과 단백질을 섭취하기
5 식이 섬유 섭취량 늘리기
6 가공식품 대신 진짜 음식 먹기
7 간식과 야식 안 먹기
8 진짜 배가 고플 때만 먹기

뿐이라면 백날이 가도 변하는 건 없죠. 내가 알고 있는 것을 행동으로 옮길 때 행동이 바뀌고 행동이 바뀌면 습관은 저절로 바뀌게 됩니다.

    모두가 다이어트 비법을 원합니다. 하지만 모두가 알고 싶어 하는 그 특별한 비법은 이미 우리가 다 알고 있는 내용들이죠. 익숙해서 들어도 봐도 크게 끌리지 않는 대단할 것 없는 아주 평범한 내용입니다. 하지만 이 평범한 내용이 우리를 날씬하게도 다시 살이 찌지 않게도 만들어 주는 우리가 찾아 헤매던 바로 그 비법이죠. 바로 '건강한 식습관'입니다.

다이어트 부작용: 이럴 땐 이렇게

변비
변비는 다이어트에 가장 흔하게 동반되는 현상입니다. 먹는 양이 줄어드니 배변 양도 자연스럽게 줄어들게 되는 거죠. 다이어트 전과 똑같기를 기대할 수는 없습니다. 변비 해소에 도움이 되는 팁들을 소개합니다.

- **불용성 식이 섬유** 불용성 식이 섬유는 장의 연동 운동을 촉진합니다. 변을 부드럽게 해 주고 변의 양을 증가시켜, 변비에 도움이 되죠. 불용성 식이 섬유는 보리, 귀리, 현미 등의 곡류와 콜리플라워, 당근, 양배추 등 채소류에 많이 들어 있어요.
- **수분 섭취** 수분이 부족하면 변은 더 단단해지고 변비는 악화됩니다. 충분한 수분 섭취는 변비 해소에 매우 중요합니다. 찬물보다는 따뜻한 물이 장의 움직임을 자극해 변비 완화에 더 도움이 되죠.
- **운동** 신체 활동으로 장의 활동을 촉진시켜 보세요.
- **배변 신호** 배변 신호를 무시하지 않습니다.
- **약물** 자연 요법 또는 생활 방식 개선으로 변비가 해결되지 않을 경우, 의사와 상담 후 처방약을 사용할 수 있습니다.

생리불순 또는 무월경
체지방율이 지나치게 낮거나 영양 상태가 좋지 않은 경우, 생리불순 또는 무월경을 경험할 수 있습니다.

- **엄격한 칼로리 제한 다이어트와 급격한 체중 감량** 섭취 칼로리가 급격히 줄면 배란에 필요한 호르몬 생성이 중단될 수 있습니다. 또, 급격한 체중 감소를 몸이 위기 상황으로 인지하면 생존을 위해 생식 기능을 포기하기도 하죠.
- **저체중과 체지방율** 지나치게 저체중이거나 체지방율이 17% 이하일 경우 생리불순과 무월경의 원인이 될 수 있습니다.

탈모
탈모의 원인은 지나친 다이어트, 노화, 질병, 유전, 스트레스, 갑상선 질환 등 다양합니다. 그중 가장 흔한 원인이 무리한 다이어트로 인한 급격한 체중 감량이죠. 빠른 감량을 목표로 식사량을 줄이고 탄수화물을 극도로 줄이면 모낭으로 충분한 에너지가 공급되지 않습니다. 에너지가 부족한 상황에서 모발은 생존과는 관련이 없는 부분이기 때문이죠.

탈모는 3~6개월이 지나야 알아 차리게 됩니다. 지금 진행되는 탈모는 3개월 전, 더 멀게는 6

개월 전 누적된 영양 상태가 반영된 것이기 때문이죠. 다행스러운 것은 노화나 유전, 또는 다른 특정 질병으로 인한 탈모가 아니라면, 영양 공급만 다시 제대로 이루어지면 이전 수준의 모발 상태로 돌아갈 수 있다는 겁니다. 하지만 현재 진행되는 탈모는 3개월 전의 내 몸 상태로 비롯된 것이므로 지금 당장 멈추게 할 방법은 없습니다. 적어도 3개월이 지나야 다시 자라기 시작하죠. 탈모를 예방하고 개선하기 위해서는

- 지나치게 엄격한 칼로리 제한 다이어트는 중단합니다.
- 급격한 체중 감량은 금물! 대신 지속적이고 꾸준한 감량을 유지합니다.
- 살코기, 생선, 달걀, 견과류, 콩류를 통해 충분한 단백질 섭취가 필요합니다.
- 통곡물과 채소에 풍부한 각종 비타민과 미네랄은 모발 성장에 도움이 되죠.
- 탈모가 심각하다면 탈모약을 처방 받아 드시는 것도 도움이 됩니다.

두통

안전하지 않은 빠른 체중 감량의 또 다른 부작용은 빈번한 두통입니다.

- 수시로 충분히 물을 마셔 주는 것만으로도 증상이 완화될 수 있습니다. 평소에 마시던 물의 양보다 더 많이 마셔 주세요 약 2리터 이상.
- 적당량의 소금 섭취는 저탄수화물 다이어트로 올 수 있는 두통 증상을 예방하고 해소하는 데 도움이 됩니다. 소금을 손으로 조금 집어 드시거나 물에 녹여서 드셔도 좋습니다. 참고로 1일 소금 권장량은 5g 나트륨으로는 2g으로 1티스푼 정도라고 기억하시면 되겠습니다. 가능하면 정제되지 않은 천연 소금을 추천하고요. 맛소금은 안 됩니다!

다이어트로 경험하게 되는 부작용들은 몸이 변화에 적응하지 못해 나타나는 증상들이죠. 이런 증상들을 예방하고 최소화하기 위해서는 시간이 다소 걸리더라도 꾸준하고 지속적인 다이어트가 바람직합니다.

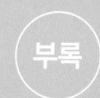

킴스헬스톡 구독자들이 실제로 궁금해 했던 질문들
Q & A

Q 박사님의 간헐적 단식 경험담을 듣고 싶어요.

A 제가 간헐적 단식을 한 지는 2년 넘었습니다. 가장 큰 성과라면 저와 제 가족의 식습관이 바람직한 방향으로 재형성되어 가고 있다는 것이고, 저의 오랜 위궤양이 사라졌다는 것이죠. 체중은 4~5kg 정도 감량되었고 1년 이상 유지되고 있습니다.

평소 18:6에서 20:4를 자유롭게 오가며 하루 충분한 한 끼에 간식 한 번 또는 가벼운 한 끼를 추가하기도 합니다. 전보다 무얼 먹을지 고민하고 준비하고 먹고 치우는 시간이 줄어 그만큼 개인 시간이 늘어난 것도 장점이죠.

한 끼를 먹어서인지 그 한 끼에 더 정성을 들이게 되는데요. 식사가 즐거워졌습니다. 사실 간헐적 단식에 정착하고 나서 먹는 걸 더 즐기게 된 케이스가 바로 접니다. 저는 간헐적 단식을 라이프 스타일로 한평생 지속하려고 합니다. 많은 분들이 간헐적 단식으로 보다 건강해지고 행복해졌으면 하는 바람입니다.

Q 간헐적 단식을 하면 근육이 빠지지 않을까요?

A 단식으로 성장 호르몬이 증가하면 근육의 성장은 촉진될 뿐만 아니라 근손실이 방지되는 효과가 있습니다. 이것을 뒷받침하는 연구 논문들이 다수 있죠. 간헐적 단식을 하면서 근손실이 생겼다면 아마도 간헐적 단식보다는 급격한 체중 감소나 지나친 칼로리 제한 또는 단백질 섭취 부족, 근력 운동의 부재 등을 원인으로 생각해 볼 수 있습니다.

적절한 강도의 간헐적 단식법으로 몸에 무리가 되지 않는 체중 감량 속도를 유지하며 적당량의 단백질 섭취와 근력 운동이 병행되면 간헐적 단식을 하면서도 오히려 근육을 더 키울 수도 있습니다.

Q 단식 중 운동을 해도 될까요?

A 물론 가능합니다. 공복에 하는 운동은 체중 감량에도 효과적이죠. 공복이 일정 시간 유지되면 성장 호르몬이 증가하는데요. 성장 호르몬은 에너지 대사를 촉진하고 체지방 연소를 활성화시켜서 다이어트에 도움이 됩니다. 각자의 컨디션에 따라 운동의 강도와 시간은 조절할 필요가 있겠습니다.

Q 공복 시간이 길어지면 두통이 와서 단식을 포기하게 됩니다. 어떻게 하면 두통이 가라앉을까요?

A 단식 중 경험하게 되는 두통의 원인은 몇 가지가 있습니다. 먼저, 갑작스런 영양 공급의 중단으로 인한 두통일 수도 있고, 단식으로 혈당이 떨어져서 오는 두통일 수도 있습니다. 또 음식으로 섭취되던 소금 공급이 중단되었기 때문일 수도 있는데요. 단식 중 두통이 잦다면 단식 시간을 조금 줄여서 몸의 적응을 돕는 것도 방법이 될 수 있습니다. 또는, 소금이나 소금물을 마셔 주는 것도 도움이 됩니다. 두통은 단식 중 나타나는 흔한 증상 중 하나로 심하지만 않다면 대부분 시간이 지나면서 완화됩니다.

Q 임신 중인데 간헐적 단식을 해도 괜찮을까요?

A 임신 중이라면 단식을 권하지 않습니다. 모유 수유 중에도 마찬가지죠. 태아의 성장에 필요한 충분한 영양 공급이 최우선이니까요. 이때만큼은 체중이 늘어야 정상입니다. 영양이 부족하지 않게 양질의 음식으로 충분히 챙겨 드시길 바랍니다.

Q 중학생 딸이 비만인데 간헐적 단식을 해도 될까요?

A 성장기에는 무엇보다도 충분한 영양 공급이 우선입니다. 단식은 물론 지나친 칼로리 제한 다이어트도 삼가야 합니다.
성장기 비만으로 다이어트가 필요하다면 단식보다는 먹는 시간과 먹는 종류를 제한하는 방법을 권합니다. 예로, 이른 저녁 먹고 야식 안 하기, 설탕을 포함한 정제 탄수화물, 가공식품 섭취 줄이기 등이죠. 특별해 보이지는 않지만 어느 다이어트 못지 않게 체중 감량에는 효과적입니다.

Q 단백질 섭취를 늘리면 체중 감량에 도움이 될까요?

A 단백질 섭취를 늘리면 체중 감량이 보다 효율적으로 일어난다는 연구 결과들이 있습니다. 하지만 그 양이 하루 권장 섭취량보다 지나치게 과할 경우 오히려 부작용이 있을 수 있으니 섭취량에 주의하시기 바랍니다. 예로, 신장 질환이 있다면 단백질의 과잉 섭취로 신장 손상이 더 악화될 수도 있어요. 또, 고단백 식이가 초기에는 체중 감량에 도움이 되어도 장기화되면 오히려 체중을 증가시키는 원인이 되기도 하죠. 부족해도 문제가 되지만 과해도 역시 문제가 됩니다.

Q 단식 후 보식으로 단백질 파우더를 먹어도 될까요?

A 단백질 파우더 역시 가공식품으로 식품성분표를 보면 다양한 식품첨가물들이 들어갑니다. 탄수화물, 당이 포함된 것들도 있고요. 먹으면 인슐린을 자극하죠. 단식 후 보식으로는 적당하지 않죠. 그리고 단백질 파우더에는 하루 필요한 영양소가 제대로 들어 있지 않기 때문에 식사 대용으로도 적합하지 않습니다.

Q 간헐적 단식을 시작하고 밤에 잠이 잘 안 와요.

A 탄수화물 섭취를 너무 줄인 건 아닌지 살펴 보세요. 탄수화물 섭취가 너무 부족한 경우에도 수면 장애가 올 수 있습니다. 만약 탄수화물 섭취가 너무 부족해서라면 현미, 보리, 콩, 통밀 등과 같은 좋은 탄수화물로 섭취량을 조금 늘려 보세요. 저녁에 먹는 탄수화물은 수면을 유도한다고 하니 참고하시기 바랍니다.

Q 간헐적 단식으로 살은 뺐는데 탈모가 왔어요. 간헐적 단식이 탈모를 유발하나요?

A 어떤 다이어트를 해도 급격한 체중 감량은 탈모의 주요 원인입니다. 지나친 칼로리 제한 다이어트로 외부로부터의 에너지 공급이 부족하면 부족해진 영양분은 생존을 위해 우선적으로 사용되므로 모낭으로까지 갈 영양소는 없습니다. 몸이 감당하기 힘든 정도의 강도 높은 간헐적 단식으로 과도한 체중 감량이 있었고 이로 인해 탈모가 발생했다면, 간헐적 단식의 강도를 낮추고 충분한 영양 공급으로 우선 몸의 상태를 회복해야 합니다. 다행스럽게도 다이어트로 인한 탈모는 영양 상태가 회복되면 정상으로 돌아오죠. 하지만 회복되는 데는 적어도 3개월의 시간이 소요된다는 것도 염두에 두시기 바랍니다.

Q 단식 후 보식으로 미음이나 죽은 어떤가요?

A 단식을 하는 이유와 목적에 따라 다를 수 있습니다. 질병 치료를 목적으로 하는 금식은 금식 후 환자의 빠른 기력 회복을 위해서 탄수화물을 소화 흡수가 빠른 미음이나 죽의 형태로 보충하게 하죠. 하지만 과체중, 인슐린 저항성, 당뇨 등이 단식을 하는 이유라면, 혈당 관리가 관건이므로 미음이나 죽은 보식으로 적합하지 않습니다.

Q 단식 전에 구충제를 못 먹었어요. 단식 중인데 지금이라도 먹어야 하나요?

A 2012년 우리나라 기생충 감염율은 2.6%였습니다. 심각하지 않죠. 물론 개인의 선택입니다. 그리고 단식 중에는 구충제를 안 드시는 것이 맞습니다.

Q 간헐적 단식 중에 방탄커피를 마셔도 되나요?

A 단식 중 방탄커피를 마시는 것에 대해서는 찬반이 엇갈립니다. 단식 중 마시는 방탄커피는 에너지를 북돋아줘서 단식 유지를 수월하게 하고, 체지방 연소를 촉진해 체중 감량에도 도움이 된다고 하죠. 실제로 이것을 경험한 사람들도 적지 않습니다. 하지만 걱정이 되는 부분은 장기간에 걸쳐 나타날 수 있는 건강상의 문제점들에 대해선 아직 연구된 것이 없다는 겁니다. 저는 마시지 않습니다.

Q 단식 할 때 먹방을 보면 단식이 깨지나요?

A 먹지 않고 단맛을 느끼기만 해도 인슐린이 분비된다는 연구 결과가 있습니다. 뇌에서 착각을 일으키기 때문이지요. 그런데 이것보다 더 우려가 되는 것은 먹방을 볼 때 분비되는 식욕 호르몬입니다. 먹방을 보면서 대리만족으로 잠시 식욕을 달랠 수 있을지는 모르나 장기적으로는 식욕을 조절하는 데 방해가 될 수 있죠.

Q 단식 중 껌을 씹어도 될까요?

A 무설탕 껌이라고 해도 껌에 들어있는 감미료의 단맛은 인슐린의 분비를 자극합니다. 하지만 그 정도가 미미하기 때문에 체중 감량에 크게 영향을 미칠 정도는 아니죠. 문제는, 껌을 씹는 행위 자체가 허기를 불러 식욕 조절에 방해가 될 수 있다는 건데요. 그러나 껌을 씹음으로써 대리만족을 느끼고, 이 대리만족이 오히려 배고픔을 달래 줘서 공복을 견디는 데 도움이 된다면, 이런 분들에게는 껌 씹는 걸 굳이 안 된다고 할 이유가 없겠습니다.

Q 간헐적 단식을 하면 기초대사량이 떨어지지 않을까요?

A 간헐적 단식 중 강도가 높은 편에 속하는 격일 단식을 6개월 해도 기초대사량은 격일 단식을 시작하기 전과 차이가 거의 없었다는 연구 결과가 있습니다. 적어도 이틀 중 하루는 정상적으로 음식물 공급이 이루어지기 때문에 인체는 이 상황을 위기로 인지하지 않아 기초대사량을 떨어뜨리지 않는다는 거죠.
하지만 이것은 간헐적 단식을 실천하는 개인의 방식에 따라 달라질 수도 있습니다. 처음부터 너무 강도 높은 간헐적 단식을 시도하거나, 단식하지 않는 때에도 섭취량을 지나치게 제한하거나 또, 단기간에 지나친 체중 감량을 도모한다면 몸은 이것을 위기 상황으로 받아들일 것이고 그러면 기초대사량을 떨어뜨리겠죠. 이런 경우라면 간헐적 단식으로 칼로리 제한 다이어트를 하는 것과 다르지 않죠. 때문에 칼로리 제한 다이어트로 올 수 있는 부작용들 또한 피할 수 없습니다.

Q 단식 후 첫 음식으로 과일을 먹고 싶은데 먹어도 되나요?

A 아니요, 바람직하지 않습니다. 과일은 분명 몸에 좋지만 당이 많아서 혈당을 올리고 인슐린 분비를 자극합니다. 평소에도 당도 높은 과일은 섭취량에 있어 주의가 필요한데요, 단식 후라면 더욱 조심을 해야 하죠. 단식으로 혈당이 낮게 유지되고 있는 상태에서 갑자기 당도 높은 과일이 들어오면 혈당 스파이크가 일어날 수도 있으니까요.

Q 간헐적 단식을 시작하고 생리가 멈췄어요!

A 생리는 건강 상태나 피로 또는 스트레스, 여러가지 요인에 의해 영향을 받습니다. 또한 무리한 다이어트로 인한 급격한 체중의 변화가 생리주기에 영향을 미치기도 하죠. 저체중이거나 체지방이 20% 미만인 여성이 단식을 할 경우, 생리주기에 문제가 나타날 수 있습니다.
무리한 다이어트로 생리가 멈춘 거라 생각된다면 간헐적 단식의 강도를 좀 낮추고 지켜보다가 그래도 생리가 돌아오지 않으면 병원에 가 보셔야 합니다.

Q 단식을 하면 손발이 차가워지는데 왜 그런가요?

A 몸에서 지방이 연소될 때 혈류가 지방 조직으로 몰리게 되죠. 이로 인해 손끝과 발끝에 혈관 수축이 일어나면 손과 발이 차가워질 수 있죠. 현재 내 몸에서 지방이 에너지원으로 사용되고 있다는 신호이기도 합니다. 몸에 에너지가 충분치 않아 수족냉증으로 나타나는 것이므로 단식하지 않을 때, 먹는 것이 허용되는 시간에는 특히 단백질과 지방을 부족하지 않게 챙겨 드시기 바랍니다.

Q 식초물은 식사 때 언제 마시는 것이 가장 효과적인가요?

A 연구 논문에 의하면 식초물은 식사 직전에 마시는 것이 식후 혈당 억제에 가장 효과적이라고 합니다. 하지만 공복에 식초가 부담이 되거나 위에 문제가 있다면 식사 도중에 식초물을 마시거나 식초가 들어간 음식으로 섭취를 해도 괜찮습니다. 또 식사 직후에 바로 마셔도 효과를 볼 수 있고요.

Q 3일 단식 중에 평소 먹던 영양제를 그대로 먹어도 될까요?

A 3일 단식처럼 단식 기간이 길지 않고, 1회성으로 끝나는 단식이라면, 영양제는 안 드시는 것이 맞습니다. 단식의 효과를 극대화하기 위해서죠.

Q 단식 중 유산균 먹으면 단식이 깨지나요?

A 유산균은 장내 유익한 균을 약의 형태로 섭취하는 것이므로 단식에 영향을 미치지는 않습니다. 하지만 유산균의 먹이가 되어 주는 프리바이오틱스에는 당이 포함되어 있죠. 단식 중에는 먹지 않습니다.

Q 시중에서 판매하는 식초 음료를 구입해서 마셔도 식초의 효과를 그대로 볼 수 있을까요?

A 그렇지 않습니다. 시중에 마시기 좋게 달달하게 나와 있는 식초 음료는 당 함량이 상당히 높아서 식초의 체중 감량 효과를 볼 수 없습니다. 오히려 역효과가 날 수 있죠. 달달하게 만들어진 식초 음료보다는 일반 식초를 물에 희석해서 마시는 것이 식초의 효과를 제대로 볼 수 있는 방법입니다.

참고문헌

01. 더 이상 실패하고 싶지 않아

1 Moore, J., and J. Fung. (2016). The Complete Guide to Fasting: Heal Your Body Through Intermittent, *Alternate-Day, and Extended Fasting*: Victory Belt Publishing.
2 Dalle Grave, R., Calugi, S., Molinari, E., Petroni, M. L., Bondi, M., Compare, A., ... & QUOVADIS Study Group. (2005). Weight loss expectations in obese patients and treatment attrition: an observational multicenter study. *Obesity Research*, *13*(11), 1961-1969.
3 Dulloo, A. G., & Montani, J. P. (2015). Pathways from dieting to weight regain, to obesity and to the metabolic syndrome: an overview. *Obesity Reviews*, *16*, 1-6.
4 Pinto, A. M., Gorin, A. A., Raynor, H. A., Tate, D. F., Fava, J. L., & Wing, R. R. (2008). Successful weight-loss maintenance in relation to method of weight loss. *Obesity*, *16*(11), 2456-2461.
5 http://www.etoday.co.kr/news/view/1486530
6 보건복지부 질병관리본부. (2019). 2018 국민건강통계: 국민건강영양조사 제7기 3차년도(2018), 질병관리본부 건강정책과.
7 Field, A. E., Austin, S. B., Taylor, C. B., Malspeis, S., Rosner, B., Rockett, H. R., ... & Colditz, G. A. (2003). Relation between dieting and weight change among preadolescents and adolescents . *Pediatrics*, *112*(4), 900-906.
8 Pietiläinen, K. H., Saarni, S. E., Kaprio, J., & Rissanen, A. (2012). Does dieting make you fat? A twin study. *International Journal of Obesity*, *36*(3), 456.
9 Lowes, J., & Tiggemann, M. (2003). Body dissatisfaction, dieting awareness and the impact of parental influence in young children. *British journal of health Psychology*, *8*(2), 135-147.
10 Abramovitz, B. A., & Birch, L. L. (2000). Five-year-old girls' ideas about dieting are predicted by their mothers' dieting. *Journal of the American Dietetic Association*, *100*(10), 1157-1163.
11 대한비만학회: http://general.kosso.or.kr/html/?pmode=obesityDiagnosis
12 https://newsnetwork.mayoclinic.org/discussion/mayo-clinic-minute-the-problem-with-bmi/
13 Amin, A., Dhillo, W. S., & Murphy, K. G. (2011). The central effects of thyroid hormones on appetite. *Journal of thyroid research*, *2011*.
14 Ramachandran, A. (2014). Know the signs and symptoms of diabetes. *The Indian journal of medical research*, *140*(5), 579.
15 Groesz, L. M., McCoy, S., Carl, J., Saslow, L., Stewart, J., Adler, N., ... & Epel, E. (2012). What is eating you? Stress and the drive to eat. *Appetite*, *58*(2), 717-721.
16 Epel, E., Lapidus, R., McEwen, B., & Brownell, K. (2001). Stress may add bite to appetite in women: a laboratory study of stress-induced cortisol and eating behavior. *Psychoneuroendocrinology*, *26*(1), 37-49.
17 Samra, R. A. (2010). Fats and satiety. In Montmayeur J.P. & le Coutre J. (Eds.), *Fat Detection*:

Taste, Texture, and Post Ingestive Effects. (pp. 375-392). London: CRC Press Taylor & Francis.

18 Aller, E. E., Abete, I., Astrup, A., Martinez, J. A., & Baak, M. A. V. (2011). Starches, sugars and obesity. *Nutrients*, *3*(3), 341-369.

19 Hogenkamp, P. S., Nilsson, E., Nilsson, V. C., Chapman, C. D., Vogel, H., Lundberg, L. S., ... & Dickson, S. L. (2013). Acute sleep deprivation increases portion size and affects food choice in young men. *Psychoneuroendocrinology*, *38*(9), 1668-1674.

20 https://mayoclinichealthsystem.org/hometown-health/speaking-of-health/feeding-your-feelings

21 Stachenfeld, N. S. (2008). Sex hormone effects on body fluid regulation. *Exercise and sport sciences reviews*, *36*(3), 152.

22 https://www.livestrong.com/article/438693-a-pound-of-fat-vs-a-pound-of-muscle/

23 http://tv.ichannela.com/enter/bunnoking [이영돈 PD, 논리로 풀다] 2012/09/17 방송 21회 중독 3부 "다이어트 중독".

24 최형진. (2019). 비만과 식욕 관련 항상성 조절 기전과 쾌락 추구 기전 연구. *대한내분비학회*, *12*(2). https://www.endocrinology.or.kr/webzine/201902/sub8.html

25 Ramírez-Campillo, R., Andrade, D. C., Campos-Jara, C., Henríquez-Olguín, C., Alvarez-Lepín, C., & Izquierdo, M. (2013). Regional fat changes induced by localized muscle endurance resistance training. *The Journal of Strength & Conditioning Research*, *27*(8), 2219-2224.

26 https://www.livestrong.com/article/333182-what-parts-of-the-body-lose-fat-first/

27 https://www.scientificamerican.com/article/why-does-fat-deposit-on-t/

02. 굶어도 안 빠지는 살, 어떻게 뺄까?

1 제이슨 펑. (2018). 비만코드 (제효영 옮김). 서울: 시그마북스.

2 https://www.hormone.org/your-health-and-hormones

3 https://www.niddk.nih.gov/health-information/diabetes/overview/what-is-diabetes/prediabetes-insulin-resistance#insulin

4 브래드 필론. (2013). 먹고 단식하고 먹어라: 글로벌 건강 트렌드 간헐적 단식 (박종윤 옮김). 서울: 내인생의책

5 Kerndt, P. R., Naughton, J. L., Driscoll, C. E., & Loxterkamp, D. A. (1982). Fasting: the history,

pathophysiology and complications. *Western Journal of Medicine, 137*(5), 379.
6. Dinneen, S., Alzaid, A., Miles, J., & Rizza, R. (1993). Metabolic effects of the nocturnal rise in cortisol on carbohydrate metabolism in normal humans. *The Journal of clinical investigation, 92*(5), 2283-2290.
7. Considine, R. V., Sinha, M. K., Heiman, M. L., Kriauciunas, A., Stephens, T. W., Nyce, M. R., ... & Caro, J. F. (1996). Serum immunoreactive-leptin concentrations in normal-weight and obese humans. *New England Journal of Medicine, 334*(5), 292-295.
8. Klok, M. D., Jakobsdottir, S., & Drent, M. L. (2007). The role of leptin and ghrelin in the regulation of food intake and body weight in humans: a review. *Obesity reviews, 8*(1), 21-34.
9. https://www.niddk.nih.gov/health-information/diabetes/overview/what-is-diabetes/prediabetes-insulin-resistance#insulin
10. https://www.diabetes.co.uk/insulin-resistance.html
11. Heilbronn, L. K., Smith, S. R., Martin, C. K., Anton, S. D., & Ravussin, E. (2005). Alternate-day fasting in nonobese subjects: effects on body weight, body composition, and energy metabolism. *The American journal of clinical nutrition, 81*(1), 69-73.
12. López-Alarcón, M., Perichart-Perera, O., Flores-Huerta, S., Inda-Icaza, P., Rodríguez-Cruz, M., Armenta-Álvarez, A., ... & Mayorga-Ochoa, M. (2014). Excessive refined carbohydrates and scarce micronutrients intakes increase inflammatory mediators and insulin resistance in prepubertal and pubertal obese children independently of obesity. *Mediators of inflammation, 2014*.
13. Isganaitis, E., & Lustig, R. H. (2005). Fast food, central nervous system insulin resistance, and obesity. *Arteriosclerosis, thrombosis, and vascular biology, 25*(12), 2451-2462.
14. Liu, K., Zhou, R., Wang, B., Chen, K., Shi, L. Y., Zhu, J. D., & Mi, M. T. (2013). Effect of green tea on glucose control and insulin sensitivity: a meta-analysis of 17 randomized controlled trials. *The American journal of clinical nutrition, 98*(2), 340-348.
15. Brahe, L. K., Le Chatelier, E., Prifti, E., Pons, N., Kennedy, S., Blædel, T., ... & Astrup, A. (2015). Dietary modulation of the gut microbiota - a randomised controlled trial in obese postmenopausal women. *British Journal of Nutrition, 114*(3), 406-417.
16. Rafraf, M., Mohammadi, E., Asghari-Jafarabadi, M., & Farzadi, L. (2012). Omega-3 fatty acids improve glucose metabolism without effects on obesity values and serum visfatin levels in women with polycystic ovary syndrome. *Journal of the American College of Nutrition, 31*(5), 361-368.
17. Dâmaso, A. R., da Silveira Campos, R. M., Caranti, D. A., de Piano, A., Fisberg, M., Foschini, D., ... & de Mello, M. T. (2014). Aerobic plus resistance training was more effective in improving the visceral adiposity, metabolic profile and inflammatory markers than aerobic training in obese adolescents. *Journal of sports sciences, 32*(15), 1435-1445.
18. Moore, J., and J. Fung. 2016. The Complete Guide to Fasting: Heal Your Body Through Intermittent, Alternate-Day, and Extended Fasting: Victory Belt Publishing.
19. Alirezaei, M., Kemball, C. C., Flynn, C. T., Wood, M. R., Whitton, J. L., & Kiosses, W. B. (2010). Short-term fasting induces profound neuronal autophagy. *Autophagy, 6*(6), 702-710.

20 Calcagno, M., Kahleova, H., Alwarith, J., Burgess, N. N., Flores, R. A., Busta, M. L., & Barnard, N. D. (2019). The thermic effect of food: A review. *Journal of the American College of Nutrition*, *38*(6), 547-551.
21 Zhang, J. (2013). Autophagy and mitophagy in cellular damage control. *Redox biology*, *1*(1), 19-23.
22 Glick, D., Barth, S., & Macleod, K. F. (2010). Autophagy: cellular and molecular mechanisms. *The Journal of pathology*, *221*(1), 3-12
23 Moro, T., Tinsley, G., Bianco, A., Marcolin, G., Pacelli, Q. F., Battaglia, G., ... & Paoli, A. (2016). Effects of eight weeks of time-restricted feeding (16/8) on basal metabolism, maximal strength, body composition, inflammation, and cardiovascular risk factors in resistance-trained males. *Journal of translational medicine*, *14*(1), 290.
24 Rynders, C. A., Thomas, E. A., Zaman, A., Pan, Z., Catenacci, V. A., & Melanson, E. L. (2019). Effectiveness of Intermittent Fasting and Time-Restricted Feeding Compared to Continuous Energy Restriction for Weight Loss. *Nutrients*, *11*(10), 2442.
25 Stekovic, Slaven, et al. (2019). Alternate Day Fasting Improves Physiological and Molecular Markers of Aging in Healthy, Non-obese Humans. *Cell Metabolism*.
26 나구모 요시노리. (2012). 1일1식: 내 몸을 살리는 52일 공복 프로젝트. 서울: 위즈덤하우스
27 Varady, K. A. (2011). Intermittent versus daily calorie restriction: which diet regimen is more effective for weight loss?. *Obesity reviews*, *12*(7), e593-e601
28 보건복지부, 한국영양학회. (2015). 한국인 영양소 섭취기준. 도서출판 한아름기획, 2015.
29 Shilpa, J., & Mohan, V. (2018). Ketogenic diets: Boon or bane?. *The Indian journal of medical research*, *148*(3), 251.
30 Trepanowski, J. F., Kroeger, C. M., Barnosky, A., Klempel, M. C., Bhutani, S., Hoddy, K. K., ... & Ravussin, E. (2017). Effect of alternate-day fasting on weight loss, weight maintenance, and cardioprotection among metabolically healthy obese adults: a randomized clinical trial. *JAMA internal medicine*, *177*(7), 930-938.
31 http://www.ywmconvention.com/wp-content/uploads/2014/10/Mindful-Eating-Eat-What-You-Love-Love-What-You-Eat.pdf
32 Rudman, D., Feller, A. G., Nagraj, H. S., Gergans, G. A., Lalitha, P. Y., Goldberg, A. F., ... & Mattson, D. E. (1990). Effects of human growth hormone in men over 60 years old. *New England Journal of Medicine*, *323*(1), 1-6.
33 Hartman, M. L., Veldhuis, J. D., Johnson, M. L., Lee, M. M., Alberti, K. G., Samojlik, E., & Thorner, M. O. (1992). Augmented growth hormone (GH) secretory burst frequency and amplitude mediate enhanced GH secretion during a two-day fast in normal men. *The Journal of Clinical Endocrinology & Metabolism*, *74*(4), 757-765
34 Blackman, M. R., Sorkin, J. D., Münzer, T., Bellantoni, M. F., Busby-Whitehead, J., Stevens, T. E., ... & Stewart, K. J. (2002). Growth hormone and sex steroid administration in healthy aged women and men: a randomized controlled trial. *Jama*, *288*(18), 2282-2292.
35 Considine, R. V., Sinha, M. K., Heiman, M. L., Kriauciunas, A., Stephens, T. W., Nyce, M. R., ... & Caro, J. F. (1996). Serum immunoreactive-leptin concentrations in normal-weight and

obese humans. *New England Journal of Medicine*, *334*(5), 292-295

36 Reynolds, A. N., Mann, J. I., Williams, S., & Venn, B. J. (2016). Advice to walk after meals is more effective for lowering postprandial glycaemia in type 2 diabetes mellitus than advice that does not specify timing: a randomised crossover study. *Diabetologia*, *59*(12), 2572-2578.

37 Haxhi, J., Di Palumbo, A. S., & Sacchetti, M. (2013). Exercising for metabolic control: is timing important?. *Annals of Nutrition and Metabolism*, *62*(1), 14-25

38 Erickson, M. L., Little, J. P., Gay, J. L., McCully, K. K., & Jenkins, N. T. (2017). Postmeal exercise blunts postprandial glucose excursions in people on metformin monotherapy. *Journal of Applied Physiology*, *123*(2), 444-450.

39 Taheri, S., Lin, L., Austin, D., Young, T., & Mignot, E. (2004). Short sleep duration is associated with reduced leptin, elevated ghrelin, and increased body mass index. *PLoS medicine*, *1*(3).

40 St-Onge, M. P., McReynolds, A., Trivedi, Z. B., Roberts, A. L., Sy, M., & Hirsch, J. (2012). Sleep restriction leads to increased activation of brain regions sensitive to food stimuli. *The American journal of clinical nutrition*, *95*(4), 818-824.

41 Schmid, S. M., Hallschmid, M., Jauch-Chara, K., Wilms, B., Benedict, C., Lehnert, H., ... & Schultes, B. (2009). Short-term sleep loss decreases physical activity under free-living conditions but does not increase food intake under time-deprived laboratory conditions in healthy men. *The American journal of clinical nutrition*, *90*(6), 1476-1482.

42 Mesarwi, O., Polak, J., Jun, J., & Polotsky, V. Y. (2013). Sleep disorders and the development of insulin resistance and obesity. *Endocrinology and Metabolism Clinics*, *42*(3), 617-634.

43 Jakubowicz, D., Barnea, M., Wainstein, J., & Froy, O. (2013). High caloric intake at breakfast vs. dinner differentially influences weight loss of overweight and obese women. *Obesity*, *21*(12), 2504-2512

44 Sutton, E. F., Beyl, R., Early, K. S., Cefalu, W. T., Ravussin, E., & Peterson, C. M. (2018). Early time-restricted feeding improves insulin sensitivity, blood pressure, and oxidative stress even without weight loss in men with prediabetes. *Cell metabolism*, *27*(6), 1212-1221.

45 Lowden, A., Moreno, C., Holmbäck, U., Lennernäs, M., & Tucker, P. (2010). Eating and shift work—effects on habits, metabolism, and performance. *Scandinavian journal of work, environment & health*, 150-162.

46 McHill, A. W., Phillips, A. J., Czeisler, C. A., Keating, L., Yee, K., Barger, L. K., ... & Klerman, E. B. (2017). Later circadian timing of food intake is associated with increased body fat. *The American journal of clinical nutrition*, *106*(5), 1213-1219.

47 Sun, M., Feng, W., Wang, F., Li, P., Li, Z., Li, M., ... & Tse, L. A. (2018). Meta-analysis on shift work and risks of specific obesity types. *Obesity reviews*, *19*(1), 28-40.

48 Bae, J. H., & Cho, Y. M. (2018). Effect of Nutrient Preload and Food Order on Glucose, Insulin, and Gut Hormones. *The Journal of Korean Diabetes*, *19*(4), 193-199.

49 Kuwata, H., Iwasaki, M., Shimizu, S., Minami, K., Maeda, H., Seino, S., ... & Seino, Y. (2016). Meal sequence and glucose excursion, gastric emptying and incretin secretion in type 2 diabetes: a randomised, controlled crossover, exploratory trial. *Diabetologia*, 59(3), 453-461.

50 Thompson, C. (2018). *The Art of Intermittent Fasting: How to Lose Weight, Shed Fat, and*

Live a Healthier Life: Independently Published

51　www.amc.seoul.kr/asan/healthinfo/main/healthInfoMain.do

52　Johnstone, A. M., Faber, P., Gibney, E. R., Elia, M., Horgan, G., Golden, B. E., & Stubbs, R. J. (2002). Effect of an acute fast on energy compensation and feeding behaviour in lean men and women. *International journal of obesity*, *26*(12), 1623-1628.

53　Ravussin, E., Beyl, R. A., Poggiogalle, E., Hsia, D. S., & Peterson, C. M. (2019). Early Time-Restricted Feeding Reduces Appetite and Increases Fat Oxidation But Does Not Affect Energy Expenditure in Humans. *Obesity*, *27*(8), 1244-1254.

54　Sutton, E.F., Beyl, R., Early, K.S., Cefalu, W.T., Ravussin, E., & Peterson, C.M. (2018). Early Time-Restricted Feeding Improves Insulin Sensitivity, Blood Pressure, and Oxidative Stress Even without Weight Loss in Men with Prediabetes. *Cell metabolism*, 27 6, 1212-1221.e3.

55　Kobayashi, F., Ogata, H., Omi, N., Nagasaka, S., Yamaguchi, S., Hibi, M., & Tokuyama, K. (2014). Effect of breakfast skipping on diurnal variation of energy metabolism and blood glucose. *Obesity research & clinical practice*, *8*(3), e249-e257.Gonzalez, J. T., Veasey, R. C., Rumbold, P. L., & Stevenson, E. J. (2013). Breakfast and exercise contingently affect postprandial metabolism and energy balance in physically active males. *British Journal of Nutrition*, *110*(4), 721-732.

56　Levitsky, D. A., & Pacanowski, C. R. (2013). Effect of skipping breakfast on subsequent energy intake. *Physiology & behavior*, *119*, 9-16

57　Geliebter, A., Astbury, N. M., Aviram-Friedman, R., Yahav, E., & Hashim, S. (2014). Skipping breakfast leads to weight loss but also elevated cholesterol compared with consuming daily breakfasts of oat porridge or frosted cornflakes in overweight individuals: a randomised controlled trial. *Journal of nutritional science*, *3*.

58　Johnstone, A. (2015). Fasting for weight loss: an effective strategy or latest dieting trend?. *International Journal of Obesity*, *39*(5), 727-733.

59　Chaston, T. B., Dixon, J. B., & O'Brien, P. E. (2007). Changes in fat-free mass during significant weight loss: a systematic review. *International journal of obesity*, *31*(5), 743-750.

60　Barnosky, A. R., Hoddy, K. K., Unterman, T. G., & Varady, K. A. (2014). Intermittent fasting vs daily calorie restriction for type 2 diabetes prevention: a review of human findings. *Translational Research*, *164*(4), 302-311.

61　Cameron, J. D., Cyr, M. J., & Doucet, E. (2010). Increased meal frequency does not promote greater weight loss in subjects who were prescribed an 8-week equi-energetic energy-restricted diet. *British journal of nutrition*, *103*(8), 1098-1101

62　Murakami, K., & Livingstone, M. B. E. (2015). Eating frequency is positively associated with overweight and central obesity in US adults. *The Journal of nutrition*, *145*(12), 2715-2724.

63　Leidy, H. J., Armstrong, C. L., Tang, M., Mattes, R. D., & Campbell, W. W. (2010). The influence of higher protein intake and greater eating frequency on appetite control in overweight and obese men. *Obesity*, *18*(9), 1725-1732

03. 다시 찌고 싶지 않아: 무엇을 어떻게 먹지?

1 보건복지부, 한국영양학회. (2015). 한국인 영양소 섭취기준. 도서출판 한아름기획, 2015.
2 Ma, Y., Olendzki, B. C., Wang, J., Persuitte, G. M., Li, W., Fang, H., ... & Schneider, K. L. (2015). Single-component versus multicomponent dietary goals for the metabolic syndrome: a randomized trial. *Annals of internal medicine*, *162*(4), 248-257.
3 Hairston, K. G., Vitolins, M. Z., Norris, J. M., Anderson, A. M., Hanley, A. J., & Wagenknecht, L. E. (2012). Lifestyle factors and 5-year abdominal fat accumulation in a minority cohort: the IRAS family study. *Obesity*, *20*(2), 421-427.
4 St-Pierre, D. H., Rabasa-Lhoret, R., Lavoie, M. È., Karelis, A. D., Strychar, I., Doucet, E., & Coderre, L. (2009). Fiber intake predicts ghrelin levels in overweight and obese postmenopausal women. *European journal of endocrinology*, *161*(1), 65-72
5 김효선, 이경애, 이현숙. (2016). 기초영양학. 경기: 파워북
6 http://www.who.int/elena/titles/free-sugars-adults-ncds/en/
7 보건복지부, 질병관리본부. 2017). 국민건강통계. 2018.
8 Dorfner, M. (2017). Are you getting too much protein? *Mayo Clinic News Network*. Retrieved from https://newsnetwork.mayoclinic.org/discussion/are-you-getting-too-much-protein/
9 Casperson, S. L. , Hall, C., & Ro em mich , J. N . (2017). Pos tp ran dial en ergy metabol ism and substrate oxidation in re sponse to th e inclusion o f a s ugar-or n on -n utritive s weetened beverage with meals diff ering in pro tein cont en t. *BMC N utrition*, *3*(1), 49.
10 Antonio, J., Ellerbroek, A., Silver, T., Vargas, L., Tamayo, A., Buehn, R., & Peacock, C. A. (2016). A high protein diet has no harmful effects: a one-year crossover study in resistance-trained males. *Journal of nutrition and metabolism*, 2016.
11 Hernández-Alonso, P., Salas-Salvadó, J., Ruiz-Canela, M., Corella, D., Estruch, R., Fitó, M., ... & Basora, J. (2016). High dietary protein intake is associated with an increased body weight and total death risk. *Clinical nutrition*, *35*(2), 496-506
12 Qian, F., Korat, A. A., Malik, V., & Hu, F. B. (2016). Metabolic effects of monounsaturated fatty acid‐enriched diets compared with carbohydrate or polyunsaturated fatty acid‐enriched diets in patients with type 2 diabetes: a systematic review and meta-analysis of randomized controlled trials. *Diabetes care*, *39*(8), 1448-1457.
13 Imamura, F., Micha, R., Wu, J. H., de Oliveira Otto, M. C., Otite, F. O., Abioye, A. I., & Mozaffarian, D. (2016). Effects of saturated fat, polyunsaturated fat, monounsaturated fat, and carbohydrate on glucose-insulin homeostasis: a systematic review and meta-analysis of randomised controlled feeding trials. *PLoS medicine*, *13*(7).
14 Thorning, T. K., Raziani, F., Bendsen, N. T., Astrup, A., Tholstrup, T., & Raben, A. (2015). Diets with high-fat cheese, high-fat meat, or carbohydrate on cardiovascular risk markers in overweight postmenopausal women: a randomized crossover trial. *The American journal of clinical nutrition*, *102*(3), 573-581.
15 Berg, Eric. (2017). Dr. Berg's New Body Type Guide: Get Healthy Lose Weight & Feel Great. Eric Berg, DC. Kindle Edition.

16 이정화. (2015). Glycemic Index 실생활에서 활용하기. *Journal of Korean Diabetes*, *16*(2), 135-140.
17 Johnston, C. S., & Buller, A. J. (2005). Vinegar and peanut products as complementary foods to reduce postprandial glycemia. *Journal of the American Dietetic Association*, *105*(12), 1939-1942.
18 Kondo, T., Kishi, M., Fushimi, T., Ugajin, S., & Kaga, T. (2009). Vinegar intake reduces body weight, body fat mass, and serum triglyceride levels in obese Japanese subjects. *Bioscience, biotechnology, and biochemistry*, *73*(8), 1837-1843.
19 Johnston, C. S., Kim, C. M., & Buller, A. J. (2004). Vinegar improves insulin sensitivity to a high-carbohydrate meal in subjects with insulin resistance or type 2 diabetes. *Diabetes care*, *27*(1), 281-282.
20 Rezai S, Winsor R, Giovane R, Henderson CE (2016) A Review of the Hypoglycemic Effects of Vinegar and its Potential Benefit in Gestational Diabetes Mellitus (GDM). *Obstet Gynecol Int J*, 4(1): 00096. DOI: 10.15406/ogij.2016.04.00096
21 https://www.healthline.com/nutrition/6-proven-health-benefits-of-apple-cider-vinegar
22 Khan, A., Safdar, M., Khan, M. M. A., Khattak, K. N., & Anderson, R. A. (2003). Cinnamon improves glucose and lipids of people with type 2 diabetes. *Diabetes care*, *26*(12), 3215-3218.
23 Ranasinghe, P., Pigera, S., Premakumara, G. S., Galappaththy, P., Constantine, G. R., & Katulanda, P. (2013). Medicinal properties of 'true'cinnamon (Cinnamomum zeylanicum): a systematic review. *BMC complementary and alternative medicine*, *13*(1), 275.
24 Hlebowicz, J., Darwiche, G., Björgell, O., & Almér, L. O. (2007). Effect of cinnamon on postprandial blood glucose, gastric emptying, and satiety in healthy subjects. *The American journal of clinical nutrition*, *85*(6), 1552-1556.
25 Kwak, J. S., & Kwon, O. (2017). Effect of cassia cinnamon intake on improvement of the glycemic response: An updated meta-analysis: Focus on preparation of dehydrated powder and water extract. *Journal of Nutrition and Health*, *50*(5), 437-446.
26 Abraham, K., Wöhrlin, F., Lindtner, O., Heinemeyer, G., & Lampen, A. (2010). Toxicology and risk assessment of coumarin: focus on human data. *Molecular nutrition & food research*, *54*(2), 228-239.
27 Cox, D., O'kennedy, R., & Thornes, R. D. (1989). The rarity of liver toxicity in patients treated with coumarin (1, 2-benzopyrone). *Human toxicology*, *8*(6), 501-506.
28 http://www.ndsl.kr/ndsl/commons/util/ndslOriginalView.do?dbt=TRKO&cn=TRKO201000000721&rn=&url=&pageCode=PG18
29 Mansour, M. S., Ni, Y. M., Roberts, A. L., Kelleman, M., RoyChoudhury, A., & St-Onge, M. P. (2012). Ginger consumption enhances the thermic effect of food and promotes feelings of satiety without affecting metabolic and hormonal parameters in overweight men: a pilot study. *Metabolism*, *61*(10), 1347-1352.
30 Imani, H., Tabibi, H., Najafi, I., Atabak, S., Hedayati, M., & Rahmani, L. (2015). Effects of ginger on serum glucose, advanced glycation end products, and inflammation in peritoneal

dialysis patients. *Nutrition, 31*(5), 703-707.
31 Maharlouei, N., Tabrizi, R., Lankarani, K. B., Rezaianzadeh, A., Akbari, M., Kolahdooz, F., ... & Asemi, Z. (2018). The effects of ginger intake on weight loss and metabolic profiles among overweight and obese subjects: A systematic review and meta-analysis of randomized controlled trials. *Critical reviews in food science and nutrition, 59*(11), 1753-1766.
32 Kim, M. J., Hwang, J. H., Ko, H. J., Na, H. B., & Kim, J. H. (2015). Lemon detox diet reduced body fat, insulin resistance, and serum hs-CRP level without hematological changes in overweight Korean women. *Nutrition Research, 35*(5), 409-420.
33 https://www.healthline.com/health/ginger-water#dosage
34 https://www.leaf.tv/6891714/how-much-ginger-root-can-you-take-in-a-day/
35 Gardner, C. D., Trepanowski, J. F., Del Gobbo, L. C., Hauser, M. E., Rigdon, J., Ioannidis, J. P., ... & King, A. C. (2018). Effect of low-fat vs low-carbohydrate diet on 12-month weight loss in overweight adults and the association with genotype pattern or insulin secretion: the DIETFITS randomized clinical trial. *Jama, 319*(7), 667-679.
36 https://www.mayoclinic.org/digestive-system/expert-answers/faq-20058340
37 https://www.mayoclinic.org/healthy-lifestyle/weight-loss/in-depth/calories/art-20048065
38 https://www.webmd.com/diet/obesity/features/what-to-do-after-overeating#1
39 Franke, A., Harder, H., Orth, A. K., Zitzmann, S., & Singer, M. V. (2008). Postprandial walking but not consumption of alcoholic digestifs or espresso accelerates gastric emptying in healthy volunteers. *Journal of gastrointestinal and liver diseases: JGLD, 17*(1), 27-31.
40 Bae, J. H., & Cho, Y. M. (2018). Effect of Nutrient Preload and Food Order on Glucose, Insulin, and Gut Hormones. *The Journal of Korean Diabetes, 19*(4), 193-199.
41 Zelman, K. M. 2004. "Does Slower Eating Rate Reduce Food Intake? Results of an Empirical Test," presented at annual meeting of the North American Association for the Study of Obesity, Las Vegas, Nov. 14-18, 2004. Surgery, Sept. 1981; 90: 446-55.
42 Hijikata, Y., & Yamada, S. (2011). Walking just after a meal seems to be more effective for weight loss than waiting for one hour to walk after a meal. *International journal of general medicine, 4*, 447.
43 https://www.merriam-webster.com/dictionary/mindful#other-words
44 Dunn, C., Olabode-Dada, O., Whetstone, L., Thomas, C., Aggarwal, S. (2018). Mindful Eating and Weight Loss, Results from a Randomized Trial. *J Family Med Community Health*, 5(3): 1152
45 Robinson, E., Aveyard, P., Daley, A., Jolly, K., Lewis, A., Lycett, D., & Higgs, S. (2013). Eating attentively: a systematic review and meta-analysis of the effect of food intake memory and awareness on eating. *The American journal of clinical nutrition, 97*(4), 728-742
46 Oldham-Cooper, R. E., Hardman, C. A., Nicoll, C. E., Rogers, P. J., & Brunstrom, J. M. (2011). Playing a computer game during lunch affects fullness, memory for lunch, and later snack intake. *The American journal of clinical nutrition, 93*(2), 308-313,
47 Casperson, S. L., Hall, C., & Roemmich, J. N. (2017). Postprandial energy metabolism and

substrate oxidation in response to the inclusion of a sugar-or non-nutritive sweetened beverage with meals differing in protein content. *BMC Nutrition, 3*(1), 49.

48 Pagidipati, N. J., & Gaziano, T. A. (2013). Estimating deaths from cardiovascular disease: a review of global methodologies of mortality measurement. *Circulation, 127*(6), 749-756.

49 Xi, B., Li, S., Liu, Z., Tian, H., Yin, X., Huai, P., ... & Steffen, L. M. (2014). Intake of fruit juice and incidence of type 2 diabetes: a systematic review and meta-analysis. *PloS one, 9*(3).

50 Chan, P., Tomlinson, B., Chen, Y. J., Liu, J. C., Hsieh, M. H., & Cheng, J. T. (2000). A double?blind placebo?controlled study of the effectiveness and tolerability of oral stevioside in human hypertension. *British journal of clinical pharmacology, 50*(3), 215-220.

51 Salminen, S., Salminen, E., & Marks, V. (1982). The effects of xylitol on the secretion of insulin and gastric inhibitory polypeptide in man and rats. *Diabetologia, 22*(6), 480-482.

52 https://www.fatsecret.co.za/calories-nutrition/generic/xylitol

53 Noda, K., Nakayama, K., & Oku, T. (1994). Serum glucose and insulin levels and erythritol balance after oral administration of erythritol in healthy subjects. *European journal of clinical nutrition, 48*(4), 286-292.

54 Tasevska, N., Jiao, L., Cross, A. J., Kipnis, V., Subar, A. F., Hollenbeck, A., ... & Potischman, N. (2012). Sugars in diet and risk of cancer in the NIH?AARP Diet and Health Study. *International journal of cancer, 130*(1), 159-169.

55 Jensen, T., Abdelmalek, M. F., Sullivan, S., Nadeau, K. J., Green, M., Roncal, C., ... & Tolan, D. R. (2018). Fructose and sugar: A major mediator of non-alcoholic fatty liver disease. *Journal of hepatology, 68*(5), 1063-1075.

56 Knüppel, A., Shipley, M. J., Llewellyn, C. H., & Brunner, E. J. (2017). Sugar intake from sweet food and beverages, common mental disorder and depression: prospective findings from the Whitehall II study. *Scientific reports, 7*(1), 1-10.

57 Koku Aksu, A. E., Metintas, S., Saracoglu, Z. N., Gurel, G., Sabuncu, I., Arikan, I., & Kalyoncu, C. (2012). Acne: prevalence and relationship with dietary habits in Eskisehir, Turkey. *Journal of the European Academy of Dermatology and Venereology, 26*(12), 1503-1509.

58 Luo, S., Monterosso, J. R., Sarpelleh, K., & Page, K. A. (2015). Differential effects of fructose versus glucose on brain and appetitive responses to food cues and decisions for food rewards. *Proceedings of the National Academy of Sciences, 112*(20), 6509-6514.

59 Byrne, Nuala M., et al. (2018). Intermittent energy restriction improves weight loss efficiency in obese men: The MATADOR study. *International journal of obesity, 42*(2), 129.

60 Grodstein, F., Levine, R., Troy, L., Spencer, T., Colditz, G. A., & Stampfer, M. J. (1996). Three-year follow-up of participants in a commercial weight loss program: can you keep it off?. *Archives of Internal Medicine, 156*(12), 1302-1306.

61 Shai, I., & Stampfer, M. J. (2008). Weight-loss diets—can you keep it off?. *The American Journal of Clinical Nutrition, 88*(5), 1185 - 1186, https://doi.org/10.3945/ajcn.2008.26876

62 Keijer, J., Hoevenaars, F. P., Nieuwenhuizen, A., & Van Schothorst, E. M. (2014). Nutrigenomics of body weight regulation: a rationale for careful dissection of individual contributors. *Nutrients, 6*(10), 4531-4551.

63 Foright, R. M., Presby, D. M., Sherk, V. D., Kahn, D., Checkley, L. A., Giles, E. D., ... & MacLean, P. S. (2018). Is regular exercise an effective strategy for weight loss maintenance?. *Physiology & behavior*, *188*, 86–93.

64 Steinberg, D. M., Bennett, G. G., Askew, S., & Tate, D. F. (2015). Weighing every day matters: daily weighing improves weight loss and adoption of weight control behaviors. *Journal of the Academy of Nutrition and Dietetics*, *115*(4), 511–518.

65 Wing, R. R., & Phelan, S. (2005). Long-term weight loss maintenance –. *The American journal of clinical nutrition*, *82*(1), 222S–225S.